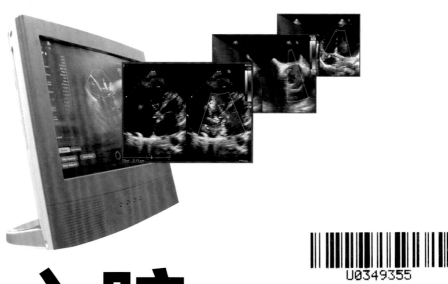

U0349355

心脏
超声疑难病例解析

丁云川 ◎ 主编

科学技术文献出版社
SCIENTIFIC AND TECHNICAL DOCUMENTATION PRESS
·北京·

图书在版编目（CIP）数据

心脏超声疑难病例解析/丁云川主编. —北京：科学技术文献出版社，2019.9
ISBN 978-7-5189-5119-2

Ⅰ.①心… Ⅱ.①丁… Ⅲ.①心脏病—超声波诊断—病案—分析 Ⅳ.① R540.4

中国版本图书馆 CIP 数据核字（2019）第 016150 号

心脏超声疑难病例解析

策划编辑：张　蓉　责任编辑：张　蓉　巨娟梅　陶文娟　责任校对：文　浩　责任出版：张志平

出　版　者	科学技术文献出版社
地　　　址	北京市复兴路15号　邮编 100038
编　务　部	(010) 58882938，58882087（传真）
发　行　部	(010) 58882868，58882870（传真）
邮　购　部	(010) 58882873
官 方 网 址	www.stdp.com.cn
发　行　者	科学技术文献出版社发行　全国各地新华书店经销
印　刷　者	北京地大彩印有限公司
版　　　次	2019 年 9 月第 1 版　2019 年 9 月第 1 次印刷
开　　　本	787×1092　1/16
字　　　数	322千
印　　　张	16.75
书　　　号	ISBN 978-7-5189-5119-2
定　　　价	188.00元

编委会

前言 / Preface

　　超声心动图历经了数十年的发展和进步，无论在技术和基础研究方面，还是在临床应用及病例分析方面均有非常丰富的成果和著作。但心血管疾病的复杂性可能超乎大家想象，目前不断有临床工作者和超声心动图专业人员步入这一领域，即使是高年资的医者也会遇到很多疑难、复杂、少见的病例，因此，超声心动图的技术尚需要不断进步与突破。

　　本书主要内容是作者近几年在心血管超声诊断过程中遇到的具有启发性的、复杂的、疑难的、少见的或特殊的病例。由病例的临床表现入手，结合大量相关的超声心动图影像资料，详细介绍心脏及大血管疾病的临床和超声心动图表现、手术病理及其他影像学检查。总结临床表现、超声检查方法、临床诊断与相应的超声诊断，从而理清超声心动图的诊断思路。

　　全书共11章，44个病例，主要包括心脏瓣膜及血管的先天性畸形，如冠状动脉畸形、二尖瓣畸形、三尖瓣畸形、主动脉瓣畸形、主动脉弓畸形、肺静脉异位引流、心房异构，以及部分心肌病、心包疾病及其他心脏病变。本书涵盖大量的影像学和临床资料，包括常规超声心动图、经食管超声心动图及经胸超声心动图等。本书每例病变均以临床病例为基础，重点描述典型病例的超声心动图表现，并结合作者自身经验及体会，系统全面地描述了病例的诊断过程和思路，指出每例病变的诊断与鉴别诊断要点，分析讨论临床上疑难复杂病变的病理解剖、血流动力学特点，对疾病做出综合解析。

　　本书重点突出，条理清晰，图文并茂、"动""静"结合，有助于读者对病例的理解，可作为心血管超声医师、临床医师，以及相关人员学习的参考书和工具书。

　　真诚希望读者能从书中获益，同时，书中难免存在不足之处，请广大同仁予以批评和指正。

目录
Contents

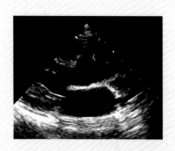

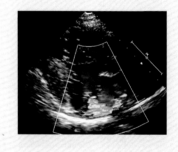

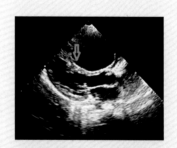

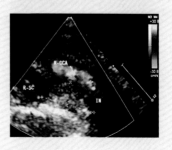

目录
Contents

CONTENTS

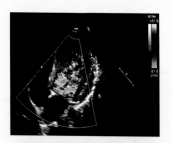

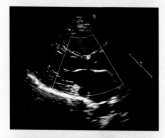

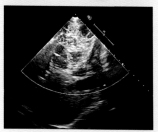

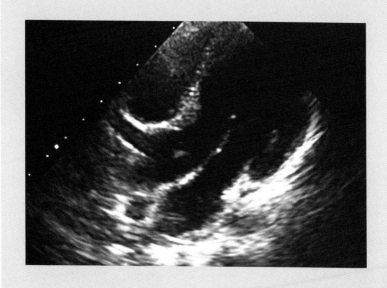

【第一章】

冠状动脉畸形

第一节　左冠状动脉异常起源于肺动脉

※ 病史

患儿男，10 岁，发现心脏杂音 2 年，在当地医院检查诊断为先天性心脏病、动脉导管未闭，到我院准备行手术治疗。病程中，患儿时有胸闷，无明显咳嗽、咳痰、咯血，无夜间阵发性呼吸困难及不能平卧，否认外伤史、晕厥病史。

※ 体格检查

体温 36.5℃，脉搏 88 次／分，呼吸 21 次／分，血压 75/50mmHg。神清，无颈静脉充盈，口唇稍发绀；双肺呼吸音粗，无啰音，心前区无隆起，心脏浊音界扩大，心率 88 次／分，窦性心律，胸骨左缘第二、第三肋间可闻及 Ⅱ 级连续性杂音，无明显传导；腹平软，肝脾未触及，双下肢无水肿，周围血管征阴性。

※ 超声心动图

◆ 左室长轴切面：左心室、左心房内径稍增大，左心室壁心肌运动尚可，右冠状动脉内径增宽；彩色多普勒血流成像（color Doppler flow imaging，CDFI）：室间隔心肌内丰富舒张期为主血流信号，右冠状动脉内双期血流信号（图 1-1-1，图 1-1-2）。

◆ 心底大动脉短轴切面：右冠状动脉内径增宽，约 0.57cm，壁回声未见明显异常，管腔内未见明显异常回声，未见明显右冠状动脉回声；CDFI：增宽右冠状动脉内双期血流信号，未能显示左冠状动脉血流信号，距离肺动脉瓣上约 2.5cm 肺动脉侧壁可见 0.26cm 双期血流信号（图 1-1-3 ～ 图 1-1-5）。

◆ 左室短轴切面：左心室壁心肌运动未见明显异常；CDFI：左心室心肌内可见丰富舒张期为主血流信号（图 1-1-6）。

◆ 心尖四心腔切面：左心室、左心房内径稍增大；CDFI：室间隔心肌内可见丰富血流信号（图 1-1-7）。

◆ 心尖五心腔切面：右冠状动脉内径增宽，未能显示左冠状动脉（图 1-1-8）。

综合以上二维超声检查提示：

先天性心脏病：左冠状动脉异常起源于肺动脉；右冠状动脉内径增宽；左右冠状动脉间侧支建立。

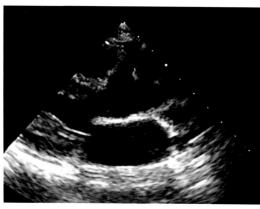

图 1-1-1 （动态）左心房、左心室内径稍增大，右冠状动脉内径增宽：左室长轴切面示左心室、左心房内径稍增大，右冠状动脉内径增宽

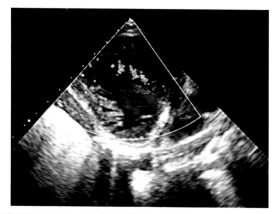

图 1-1-2 （动态）室间隔心肌内丰富舒张期为主血流信号：左室长轴切面示室间隔心肌内丰富舒张期为主血流信号

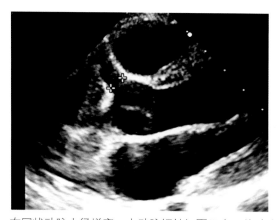

图 1-1-3 右冠状动脉内径增宽：大动脉短轴切面示右冠状动脉内径增宽

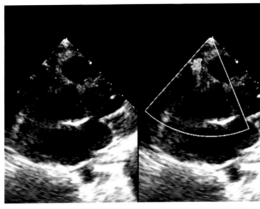

图 1-1-4 （动态）增宽右冠状动脉内双期血流：大动脉短轴切面示增宽右冠状动脉内双期血流信号

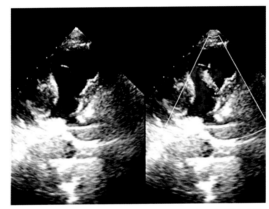

图 1-1-5 （动态）肺动脉瓣上肺动脉侧壁双期分流：肺动脉长轴切面示肺动脉瓣上肺动脉侧壁双期分流血流信号

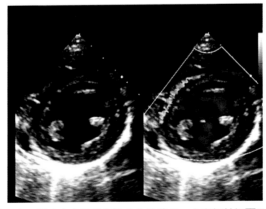

图 1-1-6 （动态）左心室心肌内丰富舒张期为主血流信号：左室短轴切面示左心室壁心肌运动未见明显异常，左心室心肌内可见丰富舒张期为主血流信号

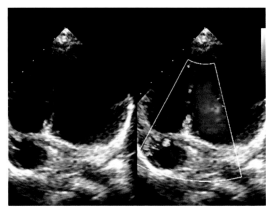

图 1-1-7 （动态）室间隔心肌内丰富舒张期为主血流信号：心尖四心腔切面示室间隔心肌内丰富舒张期为主血流信号

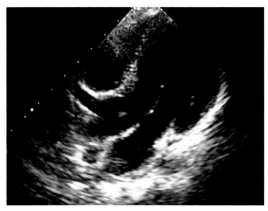

图 1-1-8 （动态）右冠状动脉内径增宽：心尖五心腔切面示右冠状动脉内径增宽，未能显示左冠状动脉

※ 超声提示

先天性心脏病：左冠状动脉异常起源于肺动脉；右冠状动脉内径增宽；左右冠状动脉间侧支建立。

※ 大血管 CT

先天性心脏病：左冠状动脉起源异常，起源于肺动脉主干近段左后壁；右冠状动脉扩张，开口未见变异；左冠窦无冠状动脉起源，圆锥支动脉连接左右冠状动脉主干（图 1-1-9 ～图 1-1-11）。

※ 术中所见

左冠状动脉起源于肺动脉侧后壁，右冠状动脉内径增宽。

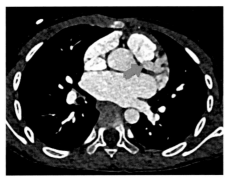

图 1-1-9　双源 CT：左冠状动脉异常起源
于肺动脉主干近段左后壁（箭头）

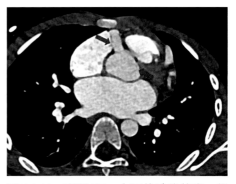

图 1-1-10　双源 CT：右冠状动脉扩张，起
源于右冠窦，左冠窦无冠状动脉起源（箭头）

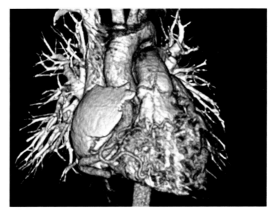

图 1-1-11　CT 三维重建：左冠状动脉异常起源于肺动脉

※ 鉴别诊断

冠状动脉异常起源于肺动脉多需与动脉导管未闭、主动脉-肺动脉间隔缺损、冠状
动脉-肺动脉瘘及心内膜弹力纤维增生症相鉴别。

◆ 动脉导管未闭：大动脉短轴切面，肺动脉内二维超声见肺动脉与降主动脉间回声
失落，CDFI 显示异常双期连续性分流血流束从降主动脉进入肺动脉。左心房、左
心室内径增大，肺动脉增宽，左、右冠状动脉均开口正常，心肌内无明显侧支血
流信号。

◆ 主动脉-肺动脉间隔缺损：升主动脉与肺动脉间回声失落，异常血流束则由升主动
脉流向肺动脉，左心房、左心室内径增大，肺动脉增宽，左、右冠状动脉开口均
正常，心肌内无明显侧支血流信号。

◆ 冠状动脉-肺动脉瘘：肺动脉侧后壁可见舒张期为主的双期血流信号，与冠状动脉
起源于肺动脉超声图像表现相似，异常冠状动脉可有增宽、走行异常现象，但左、

右冠状动脉开口正常，心肌内无明显侧支血流信号，可以鉴别。

◆ 心内膜弹力纤维增生症：心脏扩大，以心室为主，增厚的心内膜回声增强，以左室后壁及相邻处明显，二尖瓣及其腱索增厚、增强、挛缩，严重者可有狭窄，增大的左室致二尖瓣相对关闭不全，左心功能减低，表现为收缩功能及舒张功能均减低，但左右冠状动脉开口正常，心肌内无明显侧支血流信号，可以鉴别。

※ 最终诊断

先天性心脏病：左冠状动脉异常起源于肺动脉；右冠状动脉增宽；左右冠状动脉间侧支循环建立。

※ 分析讨论

左冠状动脉起源异常是一种少见的先天性心血管畸形，占整个先天性心脏病发病率的0.25% ~ 0.5%。主要包括两种类型，即左冠状动脉或其主要分支起源于主动脉右冠窦，或右冠状动脉及左冠状动脉起源于肺动脉，其中后者又称 Bland-White-Garland 综合征。

胚胎发育至第九周时由血管母细胞芽形成冠状动脉系统远端，并穿过心外膜形成大的冠状动脉分支。近端冠状动脉在动脉干附近形成一个环，与原始主动脉窦处的冠状动脉芽连接，一起作为动脉干部分形成大动脉。若近端部分在形成过程中发生移位，即可导致冠状动脉异常起源于肺动脉。左、右冠状动脉均可开口于肺动脉，右冠状动脉或副冠状动脉开口于肺动脉者对寿命影响不大，无重要临床意义，双侧冠状动脉开口于肺动脉者更为罕见，均因出生后肺动脉压力下降出现心力衰竭而死亡，临床上相对较为多见的是左冠状动脉开口于肺动脉。左冠状动脉起源异常其造影阳性率为73.3% ~ 77.4%。该疾病临床表现缺乏特异性，以往对该病的诊断主要依赖于冠状动脉或逆行主动脉造影，近年来随着二维超声分辨率及彩色多普勒超声敏感性的不断提高，并且由于其无创性及可重复性的优点，它也成为诊断冠状动脉起源异常的重要方法。

超声心动图诊断该病的直接征象是二维超声在胸骨旁大动脉根部短轴切面、左室长轴切面及剑下五心腔切面均未见左冠状动脉主干在主动脉左冠窦上明确开口，而在肺动脉根部后壁或左前壁可探及左冠状动脉主干开口，大动脉短轴切面显示右冠状动脉仍起源于主动脉右冠窦，内径显著增宽、走行纡曲，右冠状动脉内压力大于肺动脉，因而血流方向由右冠状动脉经侧支循环入左冠状动脉后倒流入肺动脉，从而形成所谓的肺动脉从冠状动脉"窃血"现象。事实上，这种左、右冠状动脉之间的侧支交通是患儿生存的必需条件。超声心动图诊断该病的间接征象是左房左室扩大，左室射血分数减低，左室心内膜回声粗厚，二尖瓣关闭不全及相应的腱索和乳头肌细小，活动及功能减退。

※ 经验教训

冠状动脉起源异常容易漏诊或误诊，分析原因主要有以下几个方面：检查不够全面，不够仔细认真，只关注心内结构及大血管畸形，忽略并发的冠状动脉畸形，检查中如不仔细扫查冠状动脉，极易漏诊；缺乏对冠状动脉起源异常的充分认识，部分病例中已发现冠状动脉异常，但由于对冠状动脉起源异常病理生理改变认识不足及缺乏诊断意识，不能对超声的异常表现做出正确解释，造成误诊；忽略患者的相关病史及临床资料，尽管大部分冠状动脉起源异常患者无特异性临床表现，部分患者尤其是左冠状动脉异常起源于肺动脉的患者，冠状动脉长期向肺动脉分流，造成冠状动脉缺血，将出现左室收缩功能减低，类似于冠状动脉粥样硬化性心脏病的临床表现及心电图的异常，如未对其加以警觉，容易造成误诊及漏诊；缺乏诊断经验，由于冠状动脉起源异常为少见的先天性心血管畸形，部分年轻医师对该病的诊断经验不足，也是造成漏诊、误诊的原因之一。

※ 病例启示

严格遵守超声检查操作程序，对每位患者一定要反复、多角度、多切面探测，充分显示左、右冠状动脉起源位置、近端走行及其血流方向。根据超声征象、血流动力学变化，结合心脏大小改变，寻找合乎逻辑的相关畸形。避免合并畸形漏诊，提高诊断率。二维切面、彩色及频谱多普勒超声联合应用，发挥各自优势，提高诊断率。冠状动脉异常起源于肺动脉时要仔细与冠状动脉瘘、动脉导管未闭、主动脉-肺动脉间隔缺损、冠状动脉-肺动脉瘘、心内膜弹力纤维增生症等仔细鉴别。需注重结合临床表现，详细询问病史，在超声征象不典型时，一定要结合患者症状、体征及其他辅助检查，根据线索追踪检查，以做出正确诊断。应对典型病例及时进行病例讨论，积累诊断经验。

（王庆慧）

另附病例

※ 病史

患儿女，11 岁。患儿于学校体检时发现心脏杂音，外院行心脏彩超示先天性心脏病，左冠状动脉异常起源于肺动脉可能，建议尽早行手术治疗。既往患儿较少出现发热、感冒，口唇黏膜无发绀，无杵状指（趾），无蹲踞现象，活动后无气促、无胸前区疼痛，否认晕厥史。现患儿为求进一步治疗就诊于我院，遂以先天性心脏病，左冠状动脉异常起源于肺动脉可能收住入院。

※ 体格检查

血压 90/60mmHg，心率 83 次 / 分，律齐。心前区无隆起，未触及震颤，心脏浊音界扩大，胸骨左缘第四、第五肋间可闻及 Ⅲ / Ⅵ 级收缩期杂音。

※ 超声心动图

◆ 胸骨旁左室长轴切面：左心房、左心室内径增大，右冠状动脉内径增宽；CDFI：心肌内广泛血流交通，以室间隔内血流信号最为明显；M 型超声心动图：心肌组织丰富的异常血流（图 1-1-12，图 1-11-13）。

◆ 二尖瓣乳头肌水平左室短轴切面：以室间隔为主的心肌内丰富的由后向前的正向血流信号。多普勒探及血流信号为连续性，以舒张期为主，血流速度多较低（图 1-1-14，图 1-1-15）。

◆ 大动脉短轴切面：右冠状动脉（RCA）正常起自右冠窦，但可视段内径增宽；左冠窦内未见左冠状动脉（LCA）开口。LCA 异常起源于肺动脉的左侧壁，内径增宽，

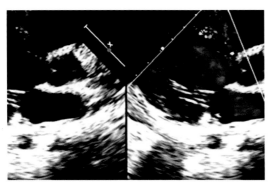

图 1-1-12 （动态）室间隔心肌内异常血流：左室长轴切面示室间隔心肌内舒张期为主多束红色细小血流信号

走行纤曲。CDFI：左冠状动脉血流逆向流入主、肺动脉内。多普勒：LCA 逆流入肺动脉的以舒张期为主的双期血流信号（图 1-1-16 ～ 图 1-1-19）。

◆ 胸骨上窝主动脉弓长轴切面：CDFI 示降主动脉经异常通道进入肺动脉的血流信号（图 1-1-20）。

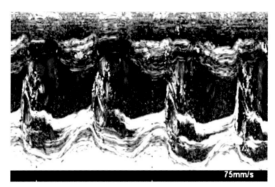

图 1-1-13　室间隔心肌内异常血流：彩色多普勒 M 型超声心动图示室间隔心肌内舒张期异常血流

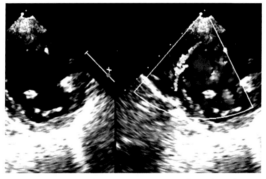

图 1-1-14　（动态）室间隔心肌内异常血流：左室二尖瓣乳头肌水平短轴切面示室间隔心肌内穿行由后向前丰富的异常血流信号

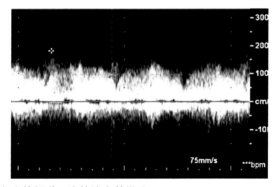

图 1-1-15　室间隔内异常血流的频谱：连续波多普勒（continuous wave Doppler，CWD）呈连续性以舒张期为主的双期血流频谱

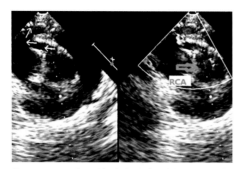

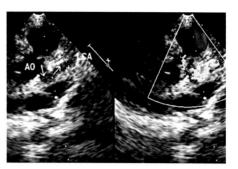

图 1-1-16　右冠状动脉内径增宽，可视长度增加，其内流量增加：大动脉短轴切面示右冠状动脉起源正常，内径增宽，可视长度增加，其内流量增加；RCA：右冠状动脉（箭头）

图 1-1-17　起源异常的左冠状动脉：大动脉短轴切面示左冠状动脉起源于肺动脉左侧壁，内径增宽，管腔内血流丰富；AO：主动脉，LCA：左冠状动脉

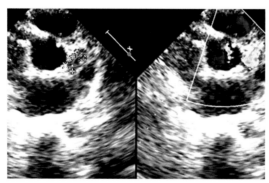

图 1-1-18　（动态）左、右冠状动脉：大动脉短轴切面示正常起源的右冠状动脉向异常起源的左冠状动脉分流，左冠状动脉血流逆向灌注肺动脉

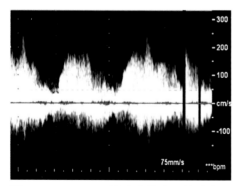

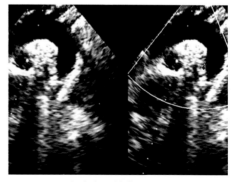

图 1-1-19　开口于肺动脉的左冠状动脉血流频谱：CWD 为以舒张期为主的双期血流频谱

图 1-1-20　小动脉导管未闭：胸骨上窝长轴切面示降主动脉与左肺动脉间细小分流束，宽约 0.3cm

综合以上超声心动图检查结果，患儿左心增大，正常起源右冠状动脉和异常起源左冠状动脉内径均增宽，左冠状动脉异常起源于肺动脉的左侧壁，左室心肌内以室间隔出现明显丰富的交通血流信号，脉冲多普勒显示血流信号以舒张期为主双期血流。降主动脉与左肺动脉异常血流沟通。提示：先天性心脏病，左冠状动脉异常起源于肺动脉，合并细小动脉导管未闭（patent ductus arteriosus，PDA）。

※ 超声提示

先天性心脏病，左冠状动脉异常起源于肺动脉，以室间隔明显的左室心肌内丰富的交通血流信号，合并小动脉导管未闭。

※ 双源 CT

左冠状动脉主干与肺动脉主干连接，致左冠状动脉主干及前降支近段内径管腔明显扩张、增粗，内径约 0.7cm；右冠状动脉全段扩张、增粗，内径约 0.6cm，右冠状动脉圆锥支动脉纡曲扩张，经肺动脉主干前方与左冠状动脉主干连接。诊断：先天性心脏病，左冠状动脉起源异常（图 1-1-21）。

※ 术中所见

心脏扩大，右冠状动脉明显增粗，走行纡曲，左冠状动脉增粗异常起源于主肺动脉，左心室稍扩大，游离肺动脉见动脉导管，内径约 0.3cm，存在大量体循环-冠状动脉循环侧支，对患者行左冠状动脉异常起源于肺动脉矫治及动脉导管未闭矫治术，术后恢复良好。

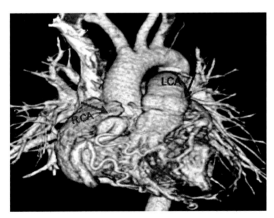

图 1-1-21　双源 CT：右冠状动脉起源正常，左冠状动脉异常起源于肺动脉（箭头）

※ 鉴别诊断

冠状动脉异常起源多需与冠状动脉瘘、室间隔肌部小缺损及动脉导管未闭相鉴别。

- 冠状动脉-肺动脉瘘：主要依靠超声表现鉴别。冠状动脉瘘：冠状动脉起源位置正常，患侧冠状动脉近端增宽，肺动脉内可找到瘘口，流速可较高。冠状动脉异常起源：患侧冠状动脉开口位置异常，主要起自肺动脉，对侧冠状动脉内径增宽，肺动脉内未找到瘘口，但室间隔心肌内可出现丰富的侧支循环血流信号。可以此鉴别。

- 室间隔肌部小缺损：肌部室间隔缺损可单发，也可多发，呈筛孔状，好发于室间隔心尖段；二维超声可见肌部室间隔回声中断，CDFI 于肌部室间隔回声中断处探及过隔血流信号，CWD 示收缩期高速血流频谱。而冠状动脉异常起源：室间隔异常血流位于心肌内，未过隔；CDFI 示以舒张期为主的双期血流，流速较低。可以此鉴别。

- 动脉导管未闭：患者肺动脉内的异常血流束是从降主动脉至肺动脉，通常沿肺动脉的外侧走行，左、右冠状动脉开口部位、内径及血流速度和方向均正常。冠状动脉异常起源：病变冠状动脉起自肺动脉干近端，靠近肺动脉瓣，血流频谱也不同。可以此鉴别。

※ 最终诊断

先天性心脏病，左冠状动脉异常起源肺动脉，冠状动脉-肺动脉水平左向右分流，侧支循环丰富（成人型），合并小动脉导管未闭。

※ 分析讨论

冠状动脉异常起源是一种较为罕见的先天性心血管畸形，是指一支或多支冠状动脉不从其正常部位发出的一种变异。其中左冠状动脉起源异常最多，占 73.3% ～ 77.4%。该疾病临床表现缺乏特异性，预后极差，大多数患儿仅能存活几个月，只有 10% ～ 15% 的患儿能维持到青少年或成年，手术治疗是目前唯一的治疗方法，因此早期诊断、及时手术治疗成为生存的关键。手术的目的是重建冠状动脉循环，改善心肌灌注。大多数学者认为冠状动脉再移植术使异常起源的冠状动脉在解剖学和生理学得到纠治，推荐使用冠状动脉再移植术。左冠状动脉异常起源于肺动脉（abnormal left coronary artery originating from pulmonary artery，ALCAPA），根据冠状动脉间侧支循环是否丰富，分为婴儿型和成人型。婴儿型临床主要表现为心肌梗死及心力衰竭等缺血症状，患儿多于出生后 1 年内死亡；成人型缺血程度较轻，临床表现不典型，若侧支循环的建立较完整，可以完全无症状，而易被误诊或漏诊。本例患者心肌内血流广泛交通，左右冠状动脉之间侧支循环丰富，属于冠状动脉异常起源中的成人型。冠状动脉起源于肺动脉，多数仅为开口部位的异常，其形成和分布仍然正常。异常冠状动脉开口多位于肺动脉的左窦内紧靠肺动脉瓣之上。左、右冠状动脉扩张、纤曲，管壁变薄。左冠状动脉起源异常多独立存在，亦合并其他畸形如室间隔缺损（ventricular septal defect，VSD）、动脉导管未闭等。本病例患者合并小动脉导管未闭。ALCAPA 病理生理改变：新生儿期（由于肺循环压力和阻力均较高，可不出现明显的心肌缺血症状），血流方向：右冠状动脉→侧支循环→左冠状动脉。出生后 3 个月（随着新生儿肺动脉压力的逐渐下降，左冠状动脉灌注压严重不足，常出现逆向灌注），血流方向为右冠状动脉→侧支循环→左冠状动脉→肺动脉，产生冠状动脉-肺动脉"窃血"，在大动脉水平产生左向右分流。此时侧支循环的建立决定了心肌缺血的范围和是否出现临床症状。

本例患者临床症状不典型，仅于学校体检发现心脏杂音后就诊被发现。患者无胸痛、气促等症状，主要阳性体征为胸骨左缘第四、第五肋间可闻及 Ⅲ / Ⅵ 级收缩期杂音。超声心动图扫查左室长轴切面示左心增大，提示患者左心容量负荷过重，室间隔心肌内异常血流信号，与室间隔肌部多发小缺损鉴别，二尖瓣乳头肌水平左室短轴切面进一步证实室间隔异常血流信号穿行于心肌内，未过室间隔；CWD 显示连续性以舒张期为主的双期血流信号，因此除外室间隔肌部小缺损；大动脉短轴切面显示右冠状动脉内径增宽，正常起自右冠窦，肺动脉探及异常血流，考虑冠状动脉-肺动脉瘘待鉴别。利用 CDFI 仔细跟踪扫查，肺动脉异常血流来自增宽的右冠状动脉，经室间隔心肌内丰富的侧支分流至左冠状动脉，最后经左冠状动脉逆流入肺动脉。本例患者年龄 11 岁，由于左、右冠状动脉侧支循环丰富，病程不算太长，目前未出现胸痛、胸闷等心肌缺血的症状，但随着病程延长，肺动脉从冠状动脉"窃血"，最终相应冠状动脉对应供血心肌出现缺血症状，因此应尽早手术治疗。另外，冠状动脉异常起源，多普勒显示以舒张期为主流速较低的双期分流频谱，与冠状动脉肺动脉瘘口及动脉导管未闭的连续高速血流频谱不同，且位置较高，在肺动脉瓣上。于是多切面、多角度探测主动脉左冠窦均未见左冠状动脉开口，从而考虑左冠状动脉异常起源肺动脉。本病例超声结论经双源 CT 及手术最终得到证实。

※ **经验教训**

本病无典型临床表现，由于心肌内血流广泛交通，而无明显心肌缺血症状，不易想到冠状动脉异常起源。对于经验较少的医师易与冠状动脉-肺动脉瘘相混淆，常将左、右冠状动脉间丰富的侧支循环误认为走行纤曲的冠状动脉，误诊为冠状动脉瘘。因此，重点需注意异常血流路径出现在心腔内还是心肌内。另外，超声心动图诊断时应注意寻找导致左心增大的原因并予以鉴别，比如室间隔多发肌部缺损、动脉导管未闭等。

※ 病例启示

应用二维超声多切面重点探测左、右冠状动脉的起源部位、走行、内径及肺动脉与左冠状动脉的关系。应用 CDFI 重点观察左、右冠状动脉内血流方向及肺动脉内的异常血流，左、右冠状动脉之间侧支循环情况及肺动脉主干内有无冠状动脉异常的逆灌血流。当二维超声有时难以显示冠状动脉与肺动脉的开口时，CDFI 显示室间隔内明显的血流信号对该病的诊断则有重要提示，此时应重点探测冠状动脉起源是否正常。

（李海燕）

第二节　巨大冠状动脉瘘

※ 病史

患者男性，29 岁，因反复胸闷 1 年余，发现心脏杂音 3 个月余入院，整个病程中患者无咳喘、少尿、腹胀等症状，日常活动轻度受限。患者否认高血压、糖尿病、传染病、手术、外伤、输血史。外院心脏彩超示心房外侧占位，性质待定。

※ 体格检查

血压 136/64mmHg，神清，查体合作，一般情况可。心前区无隆起，未见抬举样搏动，心尖搏动位于左侧第五肋间锁骨中线外 1.5cm，心界向左扩大，心率 78 次 / 分，律齐，胸骨左缘第三肋间可闻及 Ⅲ / Ⅵ 级双期吹风样杂音，周围血管征阴性。双下肢轻度凹陷性水肿。

※ 超声心动图

左心室内径明显增大，左心房、右心房内径增大，室间隔与左室后壁无增厚，左室壁运动尚可。主动脉内径明显增宽，窦部瘤样扩张。

◆ 胸骨旁长轴、心尖四心腔切面：心房外侧可见大小不等类圆形结构（图 1-2-1，图 1-2-2）。

◆ 大动脉短轴切面：右冠状动脉内径明显增宽，起始部约 1.8cm，最宽约 6.7cm，走行纡曲（图 1-2-3 ~ 图 1-2-6）。

◆ 胸骨旁四心腔切面、心尖四心腔切面：异常增宽右冠状动脉沿右房后上侧、房室

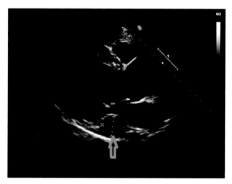

图 1-2-1　左房外侧类圆形无回声结构：胸骨旁左室长轴切面示左房外侧类圆形无回声结构（箭头）

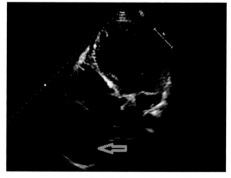

图 1-2-2　右房外侧类圆形无回声结构：心尖四心腔切面示右房外侧类圆形无回声结构（箭头）

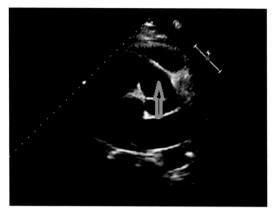

图 1-2-3 右冠状动脉起始部内径增宽：大动脉短轴切面示右冠状动脉起始部内径增宽（箭头）

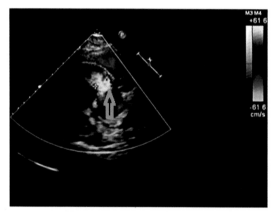

图 1-2-4 （动态）右冠状动脉起始部内径增宽：大动脉短轴切面示右冠状动脉起始部内径增宽（箭头）

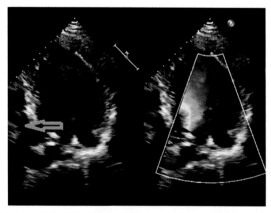

图 1-2-5 （动态）右冠状动脉起始部内径增宽：心尖五心腔切面示右冠状动脉起始部内径增宽（箭头）

交界处，瘘入左心室，瘘口约 1.5cm（图 1-2-7 ~ 图 1-2-9）；CDFI：左心室侧壁靠近二尖瓣后叶瓣根可见舒张期为主的高速湍流血流信号，宽约 1.5cm（图 1-2-10），主动脉瓣、二尖瓣、三尖瓣可见反流血流信号（图 1-2-11）。

综合以上超声心动图检查结果，患者右冠状动脉内径明显增宽，起始部约 1.8cm，最宽约 6.7cm，走行纡曲，沿右房后上侧、房室交界处，瘘入左心室，瘘口约 1.5cm。

※ 超声提示

右冠状动脉瘤样扩张（1.8 ~ 6.7cm），走行纡曲，瘘入左心室，瘘口约 1.5cm。

※ 胸部 X 线片

右心缘局部呈不规则团状并明显向右凸；左心缘心尖向左延伸明显，CTR 约为 0.87，双膈面可见，肋膈角较锐利。

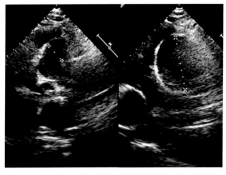
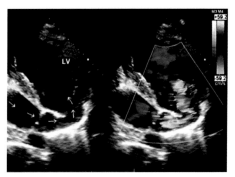

图 1-2-6　右冠状动脉瘤样扩张：大动脉短轴切面示右冠状动脉瘤样扩张，最宽处约 6.7cm

图 1-2-7　右冠状动脉走行纡曲，瘘入左心室：非标准胸骨旁四心腔切面示右冠状动脉走行纡曲，沿右房后上侧、房室交界处瘘入左心室

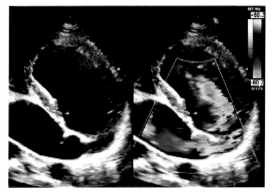

图 1-2-8　（动态）右冠状动脉走行纡曲，瘘入左心室：非标准胸骨旁四心腔切面示右冠状动脉走行纡曲，沿右房后上侧、房室交界处瘘入左心室

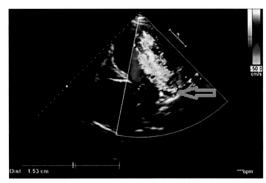

图 1-2-9 （动态）二尖瓣后叶瓣根处右冠状动脉瘘入左心室：心尖四心腔切面示二尖瓣后叶瓣根处右冠状动脉瘘入左心室（箭头）

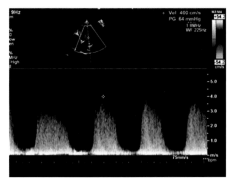

图 1-2-10 瘘口处异常血流：CWD 示瘘口处异常血流信号

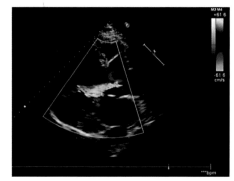

图 1-2-11 主动脉瓣少-中量反流：胸骨旁长轴切面示主动脉瓣少-中量反流

※ 冠状动脉造影

左冠状动脉主干（left main coronary artery，LM）：未见明显狭窄；左前降支（left anterior descending artery，LAD）：未见明显狭窄；左回旋支（left circumflex artery，LCX）：未见明显狭窄；右冠状动脉（right coronary artery，RCA）：粗大，内径为 7.0cm，与左室形成瘘道。提示：冠状动脉左室瘘（图 1-2-12）。

※ 双源 CT

RCA 瘤样扩张，最大层面内径约 7.0cm；该支血管向下延伸经心底面汇入左心室，左心室入口处内径约 1.7cm（图 1-2-13，图 1-2-14），入口紧贴二尖瓣后叶。LM、前降支、对角支、回旋支未见明确异常。升主动脉内径约 3.7cm，主动脉弓内径约 2.8cm，降主动脉内径约 2.4cm，主动脉未见缩窄及弓离断征象。

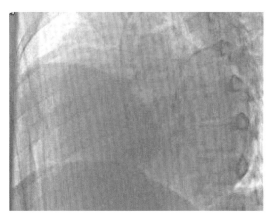

图 1-2-12 （动态）冠状动脉造影：右冠状动脉增宽，与左心室形成瘘道

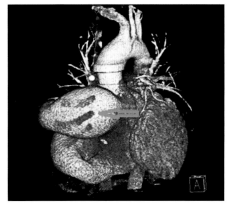
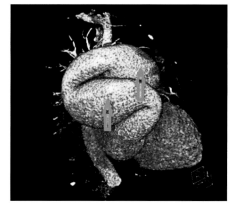

图 1-2-13 双源 CT：RCA 瘤样扩张，走行 纤曲（箭头）

图 1-2-14 双源 CT：RCA 瘤样扩张，走行 纤曲（箭头）

※ 术中所见

RCA 明显增粗，直径约 7.0cm，升主动脉直径约 4.2cm，切开 RCA 探测，无明显分支，分别缝闭左室瘘口及用人工涤纶补片修补 RCA 开口，切除瘤壁后缩小缝合 RCA 至直径 1.0cm（图 1-2-15，图 1-2-16）。

※ 鉴别诊断

该例冠状动脉瘘主要与以下几种疾病相鉴别。

◆ 心包腔内占位：该例患者曾于外院误诊为心房外占位，其原因是心房外确实可以探及类圆形无回声结构，但实际是冠状动脉紧邻心房处明显瘤样扩张，正好显示冠状动脉的一个截面。心房外侧占位以心包囊肿多见，但心包囊肿内无血流信号，而冠状动脉瘘时确可探及冠状动脉血流，瘘口处甚至可探及高速血流。只要检查

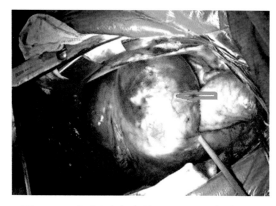

图 1-2-15 （动态）术中所见：RCA 异常增宽，走行纡曲（箭头）

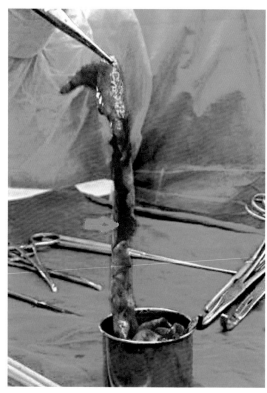

图 1-2-16 （动态）术中所见：缝闭左室瘘口及用人工涤纶补片修补 RCA 开口，切除瘤壁（箭头）

时注意逆向追踪扫查异常血流走行并寻找其始发部位，结合血流频谱形态、时相及分流速度等，二者不难鉴别。

◆ 冠状动脉瘤样扩张：冠状动脉瘤样扩张时超声同样可显示病变冠状动脉内径增宽，走行纡曲，其鉴别要点为是否有明确的瘘口瘘入心腔内。该例患者于左心室内可见明确瘘口，并于瘘口处探及舒张期为主双期高速血流信号，故可排除此诊断。

◆ 左冠状动脉起源于肺动脉：左冠状动脉起源于肺动脉亦可表现为右冠状动脉内径异常增宽，当发生肺动脉窃血时肺动脉内可见异常舒张期血流，这与冠状动脉肺动脉瘘极难鉴别，关键要看左冠状动脉的开口位置。该例患者左冠状动脉明显开口于主动脉左冠窦，且瘘口位于左心室，故与左冠状动脉起源于肺动脉不难鉴别。

※ 最终诊断

右冠状动脉-左室瘘。

※ 分析讨论

冠状动脉瘘是指先天或后天原因造成的冠状动脉主干或分支与心腔（左心房、左心室、右心房、右心室）和血管（冠状静脉、肺动脉）等异常连接。先天性冠状动脉瘘是指在胚胎时期窦状隙无法正常融合而出现的冠状动脉与心腔血管的异常交通。后天的冠状动脉瘘常见的原因有外伤、冠状动脉旁路移植术、心脏移植术、动脉粥样硬化和多发性大动脉炎等。冠状动脉瘘是一种少见的心血管畸形，在普通人群中的发病率为 0.002%，占冠状动脉造影检出畸形的 0.13% ~ 0.22%。该病的血流动力学改变取决于瘘口的大小、瘘口的位置、分流量的多少及合并畸形，其临床表现和体征各不相同，部分患者可无症状，病变后期因为病变冠状动脉远端供血不足，可出现心肌缺血相应症状，如心悸、胸闷、呼吸困难等。冠状动脉造影是诊断该病的金标准，但超声心动图可准确评价冠状动脉情况，确定瘘口位置及大小，发现并发症及合并畸形。

本例患者有相应临床症状，反复胸闷 1 年余，胸骨左缘第三肋间可闻及 Ⅲ / Ⅵ级双期吹风样杂音，而超声心动图扫查左室长轴切面、大动脉短轴切面、心尖四心腔切面时所显示右冠状动脉内径明显增宽，最宽约 6.7cm，走行纡曲，沿右房后上侧、房室交界处走行，再追查其走行可发现增宽右冠状动脉瘘入左心室，这样就不难做出正确的判断。

※ 经验教训

第一，冠状动脉瘘形成的高速分流是受累的冠状动脉增粗、纡曲并在瘘口处形成瘤样扩张的主要原因，该例患者的瘘口在左侧房室沟处后侧壁的基底段。高速血流不断冲刷，随时间推移，相关结构重构，表现为该区域心肌变薄、向外膨出、形成憩室，术后仍存在，但憩室有发生血栓、心脏破裂等风险，所以应嘱患者定期复查超声心动图，对病情变化做出及时反应。第二，超声医师工作中常受定向思维影响，认为冠状动脉的增宽应该为均匀增宽，忽略了冠状动脉瘤样扩张更常见的是局部巨大的瘤样扩张，而不仔细追踪血管走行，必然造成误诊，这也是该例患者之前误诊的主要原因。第三，冠状动脉是超声显示的难点，特别是肥胖、肺气多、图像质量差的患者更是困难。所以超声医师在工作中应不断总结经验并养成每个患者都仔细扫查冠状动脉的好习惯，对于疑似冠状动脉畸形的患者应采用追踪法反复追踪其起源、走行、形态、瘘口。第四，为了避免漏诊及误诊，超声医师应充分了解该疾病，熟悉冠状动脉解剖及血流特点。冠状动脉有自身的血流特点，所以应选用恰当的设备探头，选配适当仪器参数，规范操作手法，仔细谨慎地综合分析频谱形态、异常血流时相、速度、路径，同时结合患者的症状、体征方能最终做出正确诊断。

※ 病例启示

冠状动脉造影仍然是诊断冠状动脉瘘的金标准。动脉瘤体的大小、形状、位置、数量都能在检查中清楚显示，同时根据造影剂判断瘘口位置。冠状动脉CT技术不断稳定和发展，已成为诊断冠状动脉瘘的主要影像学手段。冠状动脉瘘的传统外科手术治疗方法为瘘管结扎，但近年应用胸腔镜技术进行外科手术治疗同样有效，且患者术中出血更少、住院时间更短。而经皮介入治疗为部分适合的患者提供了更简单且非侵入性的治疗模式。

（苏　璇）

第三节 冠状动脉瘤并血栓形成

※ 病史

患者女性，43岁，心悸、胸闷1个月余，无胸痛、咯血，无颜面及四肢水肿。既往体健，否认高血压、冠状动脉粥样硬化性心脏病、糖尿病病史。

※ 体格检查

血压125/75mmHg，心率92次/分，律齐，心尖搏动位置正常，各瓣膜听诊区未闻及病理性杂音，周围血管征阴性。

※ 超声心动图

心脏各腔室内径大小在正常范围，升主动脉内径增宽，左室壁无增厚，运动尚可，各瓣膜回声及运动未见明显异常。

◆ 胸骨旁左室长轴切面、心尖四心腔切面、非标准左室短轴切面：左室心尖外侧探及大小约3.9cm×3.7cm的类圆形团块样结构，边界清楚、位置固定，团块内部回声不均匀，主体呈中低回声，周边见斑片状强回声（图1-3-1～图1-3-4），中央可见不规则无回声区，大小约1.0cm×1.0cm，左室心尖部局部受压变形（图1-3-5）；CDFI：心尖外侧异常团块内未见明显血流信号。

◆ 主动脉短轴切面：升主动脉内径增宽，内径为3.9cm，左冠状动脉自起始部内径增

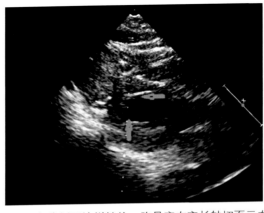

图1-3-1 （动态）左室心尖外侧团块样结构：胸骨旁左室长轴切面示左室心尖外侧心包腔内异常混合回声类圆形团块样结构（箭头）

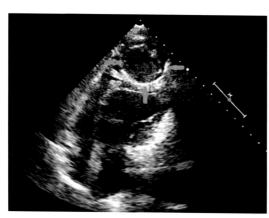

图 1-3-2 （动态）左室心尖外侧团块样结构：心尖四心腔切面示左室心尖部心包腔内异常混合回声类圆形团块样结构（箭头）

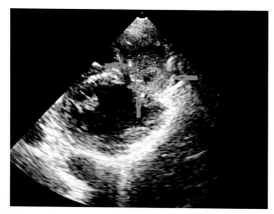

图 1-3-3 （动态）左室心尖外侧团块样结构：非标准左室短轴切面示左室心尖部心包腔内异常混合回声类圆形团块样结构（箭头）

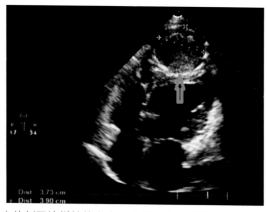

图 1-3-4 测量左室心尖外侧团块样结构大小：心尖四心腔切面测量左室心尖部团块大小（箭头）

宽，内径约 2.3cm（图 1-3-6）。

◆ 剑下四心腔切面：左冠状动脉远端沿左侧房室走行纡曲，与心尖异常团块样结构相延续（图 1-3-7）。

综合以上超声心动图检查结果，患者左室心尖外侧异常类圆形团块样结构，内部回声不均匀。左冠状动脉瘤样扩张、走行纡曲，与心尖部异常团块样结构相延续。

※ 超声提示

左冠状动脉瘤形成，局部瘤体内血栓形成。

※ 双源 CT

左冠窦增宽延长，左冠状动脉前降支呈串珠状扩张，近段最宽处内径约 2.4cm（图 1-3-8），远段冠状动脉周围有呈动脉低密度环形影，最外周斑片状钙化（图 1-3-9，

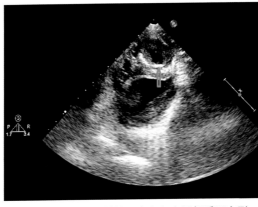

图 1-3-5 （动态）左室心尖外侧团块内部结构及左室心尖局部受压变形：左室心尖短轴切面示左室心尖部局部受压变形，异常团块内可见不规则无回声区（箭头）

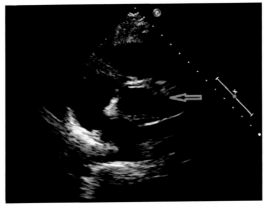

图 1-3-6 （动态）左冠状动脉起始部内径增宽：大动脉短轴切面示左冠状动脉内径增宽（箭头）

图 1-3-10)。回旋支、RCA 未见明显异常，冠状动脉侧支形成，左心室受压变形。

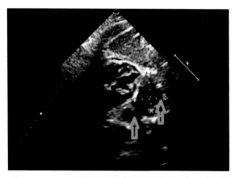

图 1-3-7 左冠状动脉走行纡曲与心尖异常团块样结构相延续：剑下四心腔切面示左冠状动脉走行纡曲并与心尖异常团块样结构相延续（箭头）

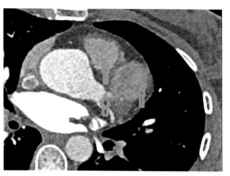

图 1-3-8 冠状动脉 CT：左冠窦增宽延长，左冠状动脉前降支呈串珠状扩张（箭头）

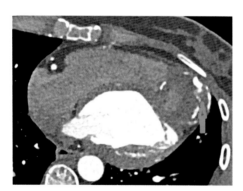

图 1-3-9 冠状动脉 CT：远段冠状动脉周围有呈动脉低密度环形影，最外周斑片状钙化（箭头）

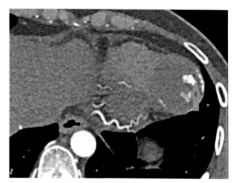

图 1-3-10 冠状动脉 CT：远端冠状动脉瘤体内可见少量灌注（该区域为超声显示团块内无回声）

※ 鉴别诊断

该例冠状动脉瘤主要与以下几种疾病相鉴别。

◆ 冠状动脉粥样硬化性心脏病：二者可出现劳累后胸闷、气短等相同的心肌缺血的症状和体征，行心电图检查也会有相应异常改变，但冠状动脉粥样硬化性心脏病患者的冠状动脉病理改变超声检查一般不能发现，该患者冠状动脉瘤样扩张超声检查可清楚显示，可基本排除冠状动脉粥样硬化性心脏病。

◆ 心包腔内肿瘤和血栓：该患者心尖处的异常团块样结构其位置形态容易误诊为心包腔内的肿瘤和血栓，但经过仔细追踪，该结构与冠状动脉关系清楚，可基本排除。

◆ 冠状动脉瘘：二者均可出现相应冠状动脉的瘤样扩张，走行纡曲，但冠状动脉瘘可在冠状动脉瘘入的相应腔室探及异常高速的双期分流血流信号，该患者各腔室内均未见异常分流血流信号，可基本排除。

※ 最终诊断

左冠状动脉前降支冠状动脉瘤，局部瘤体内血栓形成。

※ 分析讨论

冠状动脉扩张（coronary artery ectasia，CAE）是指心外膜下冠状动脉的局限性或弥漫性扩张，超过邻近正常血管的 1.5 倍，若大于 2 倍称为冠状动脉瘤（coronary artery aneurysm，CAA），即为瘤样扩张。根据病变范围 CAE 可分为四型：Ⅰ型，两支以上血管弥漫性扩张；Ⅱ型，单支血管弥漫性扩张，合并另一支血管局限性扩张；Ⅲ型，一支血管弥漫性扩张；Ⅳ型，一支血管局限性和（或）节段性扩张。动脉粥样硬化、川崎病、多发性大动脉炎等都是引起该病的病因，随着冠状动脉介入技术的广泛运用，手术的机械损伤和药物涂层的影响也成为引发该病的主要病因之一。冠状动脉造影是诊断该病的金标准，但超声心动图可对其诊断结果做有效有益的补充。

本例患者临床症状不典型，临床医师无法通过体格检查明确诊断，而超声心动图扫查左室长轴切面、心尖四心腔切面时所显示的心尖外侧异常团块样结构，它的形态和位置很容易让人先入为主地判断为一个心包腔内的肿瘤。进一步扫查主动脉根部切面即可显示异常增宽的左冠状动脉，再追查其走行可发现冠状动脉与之前发现的异常团块结构的延续关系，这样就不难做出正确的判断了。

※ 经验教训

第一，该例患者超声心动图诊断时，最初发现的是左室心尖外侧异常团块样结构。此时首先要注意与几种心包腔内的异常占位予以鉴别，如心包囊肿、心包内血栓等。第二，冠状动脉作为超声心动图显示的一个难点，对于部分透声较差的成年患者，超声医师对冠状动脉的扫查就不会特别认真或直接漏扫，对该例患者如果没有仔细扫查冠状动脉，必定造成最终的误诊或漏诊。第三，由于冠状动脉走行于心外膜下，当心包腔内出现形态规则的圆形无回声或低回声结构，应注意除外冠状动脉的局限性瘤样扩张。第四，正常心脏彩色多普勒条件无法显示冠状动脉血流，在观察冠状动脉血流时，应选专门的冠状动脉条件，或适当降低彩色量程，增加血流增益。该例患者左室心尖外侧的团块样结构其内部的无回声区域，超声心动图检查时未发现血流信号。但冠状动脉 CT 检查中该区域内可见少量血流灌注（图 1-3-10），反省检查过程，如检查时适时调节彩色血流显像条件，超声心动图也应该会有发现。

※ **病例启示**

冠状动脉造影仍然是诊断冠状动脉瘤的金标准。动脉瘤体的大小、形状、位置、数量都能在检查中清楚显示，同时根据瘤体内造影剂滞留情况还可判断瘤体的异常血流。结合血管内超声（intravascular unltrasound，IVUS）可避免假阴性及假阳性，并区分真性、假性冠状动脉瘤，使冠状动脉瘤诊断率达到100%。冠状动脉CT及MRI也可清楚显示病变的形态、位置及数目。该例患者的超声心动图对冠状动脉分支病变位置的判断仍有局限，故当超声发现冠状动脉瘤时，务必建议患者进一步完善冠状动脉造影检查。

（苏　璇）

第四节　左冠状动脉-右心房瘘

※ 病史

患者女性，23 岁，反复出现活动后胸闷气促 8 年，持续数分钟至数十分钟不等，休息后逐渐缓解，无胸痛、咳嗽、发热、恶心、呕吐、黑矇、晕厥，未曾系统诊治。8 年来上述症状反复发作，未予诊治，3 天前体检发现心脏杂音，到当地医院就诊，行彩超检查示先天性心脏病、冠状动脉瘘。

※ 体格检查

血压 110/70mmHg，一般状况可，口唇甲床无发绀，未见杵状指（趾），颈静脉无充盈，双肺呼吸音清，未闻及啰音及哮鸣音，心率 90 次 / 分，心律齐，胸骨右缘第二、第三肋间可闻及响亮、连续性杂音。

※ 超声心动图

◆ 心底短轴切面：左冠状动脉内径增宽，走行纡曲，最宽约 1.2cm（图 1-4-1）。

◆ 胸骨旁非标准切面：纡曲增宽的左冠状动脉于右心房后侧呈瘤样扩张，有瘘口与右心房相交通，瘘口约 0.6cm；CDFI：于右心房后侧可探及走形纡曲的左冠状动脉与右心房间相交通的以舒张期为主的双期分流血流信号（图 1-4-2）。

◆ 心尖四心腔切面：右心房内径增大；CDFI：三尖瓣可见少量反流血流信号，右心

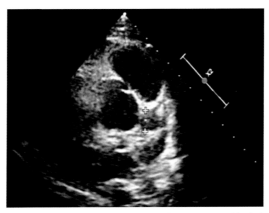

图 1-4-1　左冠状动脉内径增宽：心底短轴切面示左冠状动脉内径增宽

房内探及异常双期血流信号（图 1-4-3，图 1-4-4）。

综合以上超声心动图检查结果，患者右心房内径增大，于右心房后侧瘤样扩张，瘘入右心房。提示：左冠状动脉-右心房瘘。

※ 超声提示

左冠状动脉-右心房瘘，瘘口约 0.6cm；左冠状动脉内径增宽。

※ 双源 CT

◆ 左冠状动脉-右心房瘘：LM 扩张，窦房结支动脉纡曲扩张、局部呈瘤样改变，远段汇入右房；可见两破口，较大破口内径约 2.4mm。

◆ 前降支、对角支、回旋支、RCA 未见明确异常（图 1-4-5，图 1-4-6）。

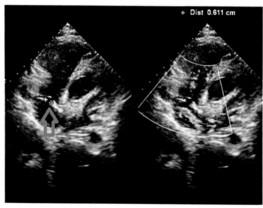

图 1-4-2 （动态）纡曲增宽的左冠状动脉于右心房后侧瘤样扩张，瘘入右心房：胸骨旁非标准切面示纡曲增宽的左冠状动脉于右心房后侧瘤样扩张，瘘入右心房；CDFI：左冠状动脉与右心房间探及双期血流信号（箭头）

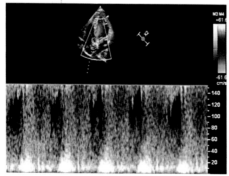
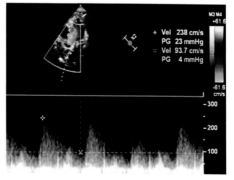

图 1-4-3 右心房内异常血流：脉冲多普勒（pulsed wave Doppler，PWD）示右心房内异常血流为连续性湍流

图 1-4-4 右心房内异常血流：CWD 示右心房内异常血流为连续性湍流

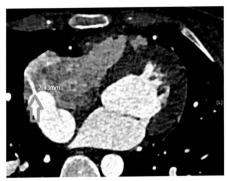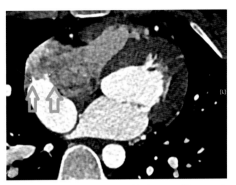

图 1-4-5 双源 CT：左冠状动脉主干扩张，远段汇入右房，较大破口内径约 2.4mm（箭头）

图 1-4-6 双源 CT：LM 扩张，远段汇入右房，可见两破口（箭头）

※ 术中所见

心脏扩大，右心房、右心室明显扩大，右房外侧可触及震颤，见血流冲击右房壁。切开右房，右房内可见两个瘘口，较大瘘口内径约 0.3cm，沿较大瘘口处剪开冠状动脉，探测冠状动脉内径约 1.5cm。对患者行左冠状动脉右房瘘修补 + 三尖瓣探测术，术后恢复好。

※ 鉴别诊断

冠状动脉瘘需与冠状动脉瘤、川崎病、冠状动脉异常起源相鉴别。

- 冠状动脉瘤：较少见的先天性畸形，冠状动脉的一段或多段呈瘤样扩张，通常位于冠状动脉的分叉处。以 RCA 多见，其他冠状动脉也可发生。病变冠状动脉与心脏的血管和房室间无交通。结合病史及临床检查可基本排除。
- 川崎病：又称皮肤黏膜淋巴结综合征，临床表现为发热、淋巴结肿大等。冠状动脉可扩张或形成冠状动脉瘤，与心脏的血管和各房室间无交通。典型改变为冠状动脉瘤样扩张和狭窄交替出现，呈"串珠样"改变，可与单纯的冠状动脉瘤相鉴别。
- 冠状动脉异常起源：左或右冠状动脉异常开口于肺动脉，健侧冠状动脉扩张、纡曲。CDFI 显示血流由异常起源冠状动脉流向肺动脉。心肌内广泛侧支循环的连续性血流信号。

※ 最终诊断

左冠状动脉-右心房瘘。

※ 分析讨论

冠状动脉瘘（coronary arterial fistula，CAF）指正常起源的左、右冠状动脉的主支或分支与心脏或大血管之间相交通。先天性冠状动脉瘘是由于胚胎期间心肌中血管窦状间隙的发育障碍导致冠状动脉和心腔间出现异常交通。CAF 的出口多为一个，少数有两个或两个以上出口，后者的出口可引流入相同或不同的部位。本病的血流动力学改变取决于瘘口的大小和瘘入的部位及有无合并其他畸形。大多数 CAF 引流入右心系统，可出现左向右分流，形成与动脉导管未闭相类似的病理生理变化。因分流使远端的冠状动脉血流量减少，可造成冠状动脉"窃血"现象而使心肌血流灌注减少，导致相应区域心肌缺血。CAF 瘘管的长度和内径差异很大，多数 CAF 较粗大，呈血管瘤样扩张、纡曲，形成冠状动脉瘤。少数 CAF 可十分巨大，其腔内可形成附壁血栓、钙化。本病的临床症状和体征可因瘘口位置不同而各不相同。主要取决于 CAF 对心脏血液供应的影响程度和合并的心血管畸形。通常有活动后气促、心慌、容易疲劳等症状，特征性的症状是典型或不典型的心绞痛，多数在活动时出现，与冠状动脉粥样硬化性心脏病、心绞痛相似。分流量大的患者可出现周围血管体征。除心血管造影外，超声心动图检查是诊断本病最可靠的无创方法。二维超声可显示扩张的冠状动脉及其走行等征象，以及 CAF 所导致的心腔扩大等表现。CDFI 可显示经 CAF 瘘入心腔的血流，一般先采用二维超声确定出现 CAF 的冠状动脉的走行及其瘘口所在的部位，再分别用 CDFI、PWD、CWD 观察瘘口的分流。但是部分病例由彩色多普勒首先发现瘘口处高速血流信号才引起注意，进一步扫查才显示冠状动脉瘘的起源和走行。且较小的冠状动脉瘘病变的冠状动脉可无扩张，仅在彩色多普勒检查时显示瘘口处高速的血流信号。

本例患者为年轻女性，已经反复出现活动后胸闷、气促的临床症状，持续数分钟至数十分钟不等，休息后逐渐缓解。主要由分流使右心容量负荷加重所致。分流可以使远端的冠状动脉血流量减少，心肌血流灌注减少，导致相应区域心肌缺血。但是本例患者目前还没有出现胸痛，说明该患者相应区域的心肌还能代偿。经胸扫查时虽已注意到右心房内异常血流，与平时所见同病例患者相比较，前者的血流束较宽、较汇聚，但并未考虑到瘘口大小与心腔扩大程度是否相符合这个问题，故经胸超声检查结果与双源 CT 结果在瘘口大小与数量这个问题上有明显出入。

※ 经验教训

本例患者主要出现左冠状动脉-右心房瘘所致右心容量负荷加重的临床表现，超声心动图检查时应注意寻找导致右心增大的可能原因并予以鉴别。当然，还需与冠状动脉瘤、川崎病、冠状动脉异常起源等相鉴别。

因经胸扫查时未考虑到瘘口大小与心腔扩大程度是否相符合这个问题，而经胸超声检查结果与双源 CT 结果在瘘口大小与数量这个问题上有明显出入。由此可见，CAF 的出口虽然多为一个，但是少数可有两个或两个以上，且可引流入相同或不同的部位。我们需要多切面动态仔细扫查，以避免漏诊。同时，当发现 CAF 瘘口大小与相应腔室增大的程度不相符合时，需考虑是否存在瘘口大小低估及多个瘘口的可能。

如超声心动图诊断 CAF 存在困难时，需结合其他影像学检查如心血管造影或双源 CT 等。

※ 病例启示

当发现 CAF 瘘口大小与相应腔室增大的程度不相符合时，需考虑是否存在瘘口大小低估及多个瘘口的可能。需多切面、连续动态扫查。

虽然分流可以使远端的冠状动脉血流量减少，造成冠状动脉"窃血"现象，而导致相应区域心肌缺血。但是，患者的年龄、个人体质、远端冠状动脉代偿情况等可以使心肌缺血症状不典型。所以，当患者出现节段性室壁运动减弱时，需除外冠状动脉瘘及冠状动脉起源的情况，如超声心动图诊断及鉴别诊断存在问题时，需结合其他影像学检查明确诊断，如心血管造影或双源 CT 等。

（现丽妮）

第五节 左冠状动脉-右心室瘘

※ 病史

患儿男，2岁。因发热于当地医院就诊时发现心脏杂音。患儿平素体健，活动后无口唇发绀，否认晕厥、高热史，无杵状指（趾）。

※ 体格检查

体温36.1℃，脉搏114次/分，呼吸24次/分，血压85/45mmHg。心前区无隆起，心浊音界无扩大，心尖搏动增强，律齐，未闻及杂音，肺动脉瓣关闭音（P2）增强。

※ 超声心动图

◆ 大动脉短轴切面：LM起始部内径增宽，约0.53cm，RCA主干起始部内径增宽，约0.45cm，壁回声尚可（图1-5-1，图1-5-2）。

◆ 心尖四心腔及心室短轴非标准切面：LM起始部内径增宽；CDFI：左冠状动脉经左心室心尖部绕行至右心室侧，于右侧房室交界处与右心室相交通；CWD：右侧房室交界近三尖瓣环前叶处探及双期交通血流信号（图1-5-3 ~ 图1-5-6）。

◆ 剑下五心腔切面：CDFI：左冠状动脉右心室相交通，交通口约0.38cm（图1-5-7）。

综合以上超声心动图检查结果，患者冠状动脉内径增宽，走行异常，于右心室可见双期交通血流信号。提示：左冠状动脉-右心室瘘，瘘口约0.38cm。

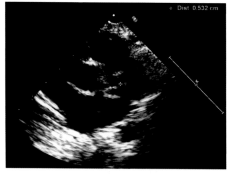

图1-5-1 LM起始部内径增宽：大动脉短轴切面示LM起始部内径增宽，约0.53cm

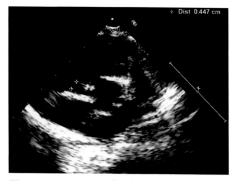

图1-5-2 RCA主干起始部内径增宽：大动脉短轴切面示RCA主干起始部内径增宽，约0.45cm

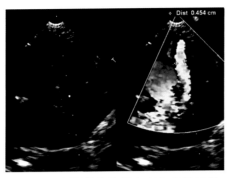

图 1-5-3　左冠状动脉经左室心尖部绕行：心尖四心腔切面示左冠状动脉经左室心尖部绕行

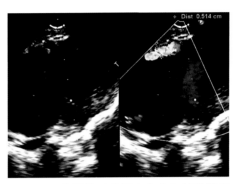

图 1-5-4　左冠状动脉经左室心尖部绕行至右室侧：心室短轴非标准切面示左冠状动脉经左心室心尖部绕行至右心室侧

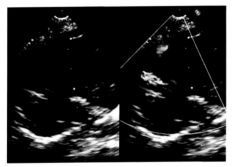

图 1-5-5　左冠状动脉于右侧房室交界处与右心室相交通：心室短轴非标准切面示左冠状动脉于右侧房室交界处与右心室相交通

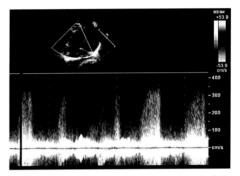

图 1-5-6　右侧房室交界近三尖瓣环前叶处双期交通血流：CWD 示右侧房室交界近三尖瓣环前叶处双期交通血流信号

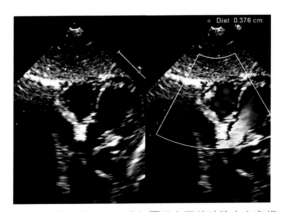

图 1-5-7　左冠状动脉右心室相交通：剑下五心腔切面示左冠状动脉右心室相交通，交通口约 0.38cm

※ 超声提示

左冠状动脉-右心室瘘，瘘口约 0.38cm；LM、RCA 主干起始部内径扩张。

※ 双源 CT

LM、前降支扩张，近段管径约 0.5cm，中段约 0.4cm，远段约 0.4cm，纤曲走行于右心室前壁，于心底部房室交界区进入右心室；左冠状动脉回旋支及 RCA 管腔及走行均未见明显异常（图 1-5-8，图 1-5-9）。

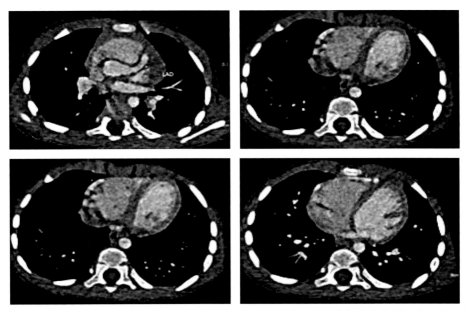

图 1-5-8 双源 CT：左冠状动脉纤曲走行于右心室前壁，于心底部房室交界区进入右心室

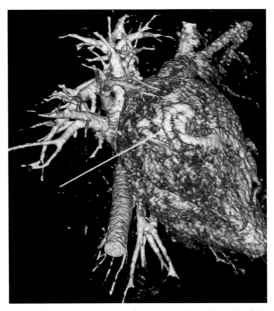

图 1-5-9 CT 三维重建：左冠状动脉纤曲走行于右心室前壁，瘘入右心室

※ 术中所见

见心脏扩大明显，左冠状动脉前降支粗大，走行纡曲，探测见左冠状动脉-右室瘘，直径0.4cm，给予切开、缝合，关闭左冠状动脉瘘口，术后恢复好。

※ 鉴别诊断

冠状动脉瘘需与冠状动脉瘤、川崎病、主动脉窦瘤破裂相鉴别。

◆ 冠状动脉瘤：冠状动脉发生局部性或弥漫性扩张，超过局部原来直径的两倍以上呈单发性或多发性的瘤样改变称之为冠状动脉瘤，表现为冠状动脉的一段或多段呈瘤样扩张，通常位于冠状动脉分叉处，以右冠状动脉多见，与心脏的血管和房室间无交通。

◆ 川崎病：皮肤黏膜淋巴结综合征又称为川崎病，是一种以全身血管炎为主要病变的急性发热出疹性小儿疾病，可发生严重的心血管并发症。川崎病常表现为冠状动脉扩张，但无引流出口，多普勒超声也无异常分流改变。

◆ 主动脉窦瘤破裂：主动脉窦动脉瘤，是一种罕见的心血管先天性畸形。是由于主动脉窦基底环上的主动脉壁局部发育不良，缺乏中层弹性组织，致局部管壁薄弱，在高压血流冲击下逐渐膨出而形成主动脉窦瘤。瘤体顶端最薄弱，最终被冲破，称为主动脉窦瘤破裂。两者均表现为主动脉瓣以上异常扩张，冠状动脉瘘异常扩张结构起源于左或右冠状动脉开口，沿冠状动脉走行可见增粗的管状结构；而主动脉窦瘤破裂的患者的冠状动脉内径正常，异常扩张结构起源于主动脉窦。冠状动脉瘘开口部位分流信号起源于引流心腔的游离壁，如瘘入右心室的开口通常位于右心室心尖或三尖瓣瓣环下，瘘入右心房的开口位于右房顶部；而窦瘤常破入右室流出道或右房的三尖瓣的上方，其分流信号起源于破裂口。

※ 最终诊断

左冠状动脉-右心室瘘。

※ 分析讨论

冠状动脉瘘是一种罕见的先天性心脏病。冠状动脉瘘时，冠状动脉开口较正常粗大，管壁多扩张、扭曲或变薄，有时形成梭形扩张囊状动脉瘤。冠状动脉瘘可单独发生，也可合并房室间隔缺损、卵圆孔未闭、动脉导管未闭、法洛氏四联症等其他先天性心脏病。冠状动脉瘘通常有多种临床表现，而患儿并无明显的临床表现，因此在儿童期常常不能及时发现该疾病，但是冠状动脉血液长时间分流，会导致心肌细胞缺血或者冠状动脉缺血，还可能会加重心脏负荷，因此及早确诊冠状动脉瘘十分重要。冠状动脉造影检查是诊断本病的金标准，但是由于其造成的创伤及价格原因，使得它的使用受到了限制，而且该方法不适用于小儿患者。超声心动图诊断法具有安全性好、无创伤、诊断价值高等优点，能够清楚地观察冠状动脉扩张的始末位置，追踪瘘口。相关文献指出，彩色超声心动图所测得的瘘口大小与手术对比无显著差异。超声诊断法的可重复性可以很好地评定治疗后瘘口闭合情况。

患儿心脏彩超的表现可清楚地显示左冠状动脉的异常走行，可在右心室内探及明确的瘘口及双期分流血流信号，故确诊为冠状动脉瘘。

※ 经验教训

患有冠状动脉瘘的小儿常常无明显的临床表现，因此行常规心脏超声检查时，应多注意扫查冠状动脉，如果有心脏容量负荷过重、冠状动脉内径增宽、走行异常或者在心脏房室内探及异常双期血流信号、心肌内有丰富冠状动脉血流信号等异常情况时，应仔细扫查冠状动脉的内径、走行、形态及血流、有无瘘口情况，如有瘘口，则应明确瘘口位置、大小、分流情况及血流动力学改变情况，必要时行冠状动脉 CT 检查。

※ 病例启示

超声心动图诊断冠状动脉瘘敏感度高、特异性强，可作为诊断小儿冠状动脉瘘的首选检查。诊断过程中的检查手法、检查者对该病的认识和理解、血流动力学的改变等对诊断冠状动脉瘘都非常重要。

（丁云川 黄晓晔）

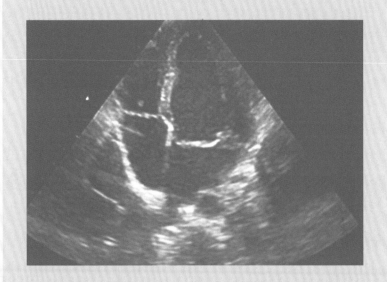

【第二章】

二尖瓣畸形

第一节 巴洛综合征（Barlow综合征）

※ 病史

患者男性，39 岁，发现心脏杂音 6 年，在当地医院诊断为二尖瓣关闭不全，至我院准备行手术治疗。病程中，患者时有胸闷，无明显咳嗽、咳痰、咯血，无夜间阵发性呼吸困难，可平卧，否认外伤史、晕厥病史。

※ 体格检查

体温 36.8℃，脉搏 79 次 / 分，呼吸 20 次 / 分，血压 110/75mmHg。神清，无颈静脉充盈，口唇无发绀；双肺呼吸音清，无啰音；心前区无隆起，心脏浊音界扩大，心率 79 次 / 分，窦性心律，胸骨左缘心尖部可闻及递增型收缩期杂音，无明显传导；腹平软，肝脾未触及，双下肢不肿，周围血管征阴性。

※ 术前经胸超声心动图

◆ 左室长轴切面：左心室、左心房内径增大，左心室壁心肌运动正常，二尖瓣瓣叶稍增厚、冗长，收缩期脱入左心房。CDFI：左心房内收缩期源于二尖瓣反流血流信号（图 2-1-1，图 2-1-2）。

◆ 心尖四心腔切面：左心室、左心房内径增大，二尖瓣瓣叶稍增厚、冗长，二尖瓣前叶、后叶脱入左心房超过二尖瓣瓣环连线大于 0.2cm。CDFI：左心房内源于二

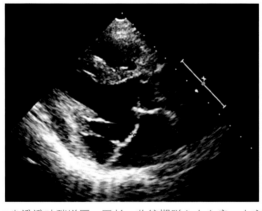

图 2-1-1 （动态）二尖瓣瓣叶稍增厚、冗长，收缩期脱入左心房：左室长轴切面示二尖瓣瓣叶稍增厚、冗长，收缩期脱入左心房

尖瓣收缩期反流血流信号，范围接近心房顶部。频谱多普勒超声显示舒张期二尖瓣血流频谱正常（图 2-1-3 ～ 图 2-1-5 ）。

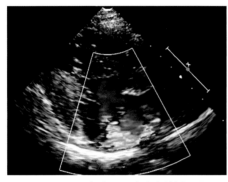

图 2-1-2 二尖瓣反流：左室长轴切面示二尖瓣反流血流信号

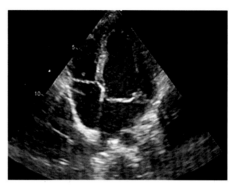

图 2-1-3 二尖瓣前叶、后叶脱入左心房：心尖四心腔切面示二尖瓣前叶、后叶脱入左心房

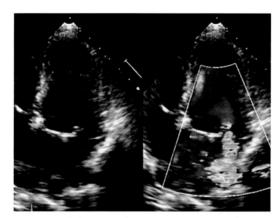

图 2-1-4 （动态）二尖瓣反流：心尖四心腔切面示二尖瓣反流血流信号

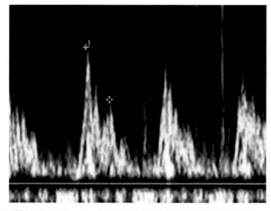

图 2-1-5 二尖瓣舒张期频谱正常：心尖四心腔切面频谱多普勒超声示二尖瓣舒张期频谱正常

※ 术前经食管超声心动图

多切面、多角度观察二尖瓣瓣叶增厚、冗长，呈"波浪"样改变，收缩期瓣叶明显脱入左心房。CDFI：左心房源于二尖瓣收缩期反流血流信号。二尖瓣三维模型显示二尖瓣前叶 A1、A2、A3 和后叶 P1、P2 区均明显脱垂（图 2-1-6 ~ 图 2-1-8）。综合以上超声检查提示：二尖瓣脱垂并中–重度关闭不全 Barlow 综合征可能。

※ 术中经食管超声心动图

多切面、多角度观察二尖瓣瓣叶增厚、冗长较术前改善，瓣叶稍脱入左心房。二尖瓣前叶未见明显 SAM 征。CDFI：二尖瓣反流血流较术前明显减少。二尖瓣三维模型显示二尖瓣脱垂较术前明显改善（图 2-1-9 ~ 图 2-1-11）。

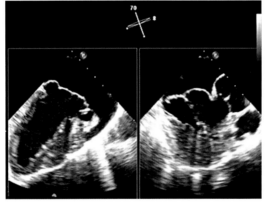

图 2-1-6 （动态）二尖瓣瓣叶增厚、冗长，瓣叶明显脱入左心房：经食管三维超声示二尖瓣瓣叶增厚、冗长，呈"波浪"样改变，瓣叶明显脱入左心房

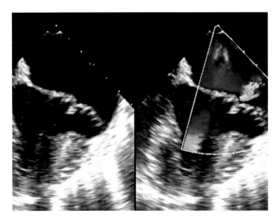

图 2-1-7 （动态）二尖瓣反流：经食管三维超声示二尖瓣反流血流信号

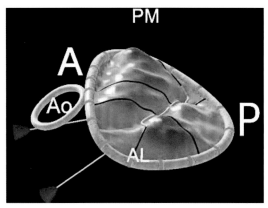

图 2-1-8 二尖瓣瓣叶明显脱垂：二尖瓣三维模型图示二尖瓣前叶 A1、A2、A3 和后叶 P1、P2 区均明显脱垂

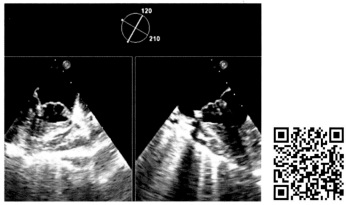

图 2-1-9 （动态）二尖瓣瓣叶增厚、冗长较术前改善，瓣叶稍脱入左心房：术中经食管超声心动图示二尖瓣瓣叶增厚、冗长较术前改善，瓣叶稍脱入左心房；二尖瓣前叶未见明显 SAM 征

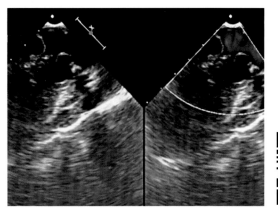

图 2-1-10 （动态）二尖瓣反流血流较术前明显减少：术中经食管超声心动图示二尖瓣反流血流较术前明显减少

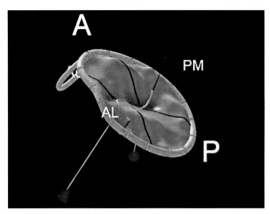

图 2-1-11　二尖瓣脱垂较术前明显改善：术中经食管超声心动图二尖瓣三维模型示二尖瓣脱垂较术前明显改善

※ 术后经胸超声心动图

左心室、左心房内径较术前减小，二尖瓣稍增厚，冗长，瓣叶脱垂较术前改善。CDFI：二尖瓣收缩期少量反流血流信号。频谱多普勒超声二尖瓣舒张期血流正常（图 2-1-12，图 2-1-13）。

※ 术中所见

二尖瓣瓣叶增厚、宽大、冗长、呈"波浪"样改变，前叶尤明显，打水试验二尖瓣中-重度反流（图 2-1-14）。

※ 病理检查

二尖瓣黏液样变性。

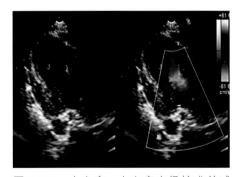

图 2-1-12　左心室、左心房内径较术前减小，二尖瓣稍增厚、冗长、瓣叶脱垂较术前改善：术后经胸二维超声心动图示左心室、左心房内径较术前减小，二尖瓣稍增厚、冗长、瓣叶脱垂较术前改善，二尖瓣少量反流

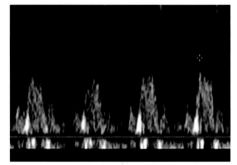

图 2-1-13　二尖瓣舒张期血流正常：术后经胸超声频谱多普勒超声心动图示二尖瓣舒张期血流正常

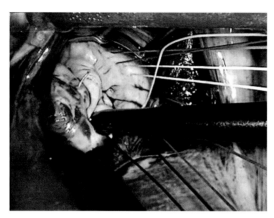

图 2-1-14　术中所见：二尖瓣瓣叶增厚、宽大、冗长、呈"波浪"样改变，前叶尤明显

※ 鉴别诊断

Barlow 综合征、二尖瓣脱垂多需与二尖瓣纤维弹性样变、风湿性二尖瓣病变、二尖瓣腱索断裂并脱垂及缺血性心脏病相鉴别。

◆ 二尖瓣纤维弹性样变（fibroelastic deftciency）：多发生于老年人（年龄大于 60 岁），病程短，无家族史，其瓣膜病变表现为瓣叶变薄、某段瓣叶脱垂和腱索断裂，病理多为结缔组织生成受损，而不是黏液样变。而 Barlow 综合征多发生于年龄小于 60 岁的中青年人，病程较长，可有家族史，超声心动图显示二尖瓣瓣叶增厚 0.2cm 以上，形态冗长，收缩期时弓形突出在二尖瓣瓣环平面 0.2cm 以上，或一叶及二叶瓣膜产生不对称性的褶皱突入左房。

◆ 风湿性心脏病二尖瓣病变：可有风湿病病史，二尖瓣明显增厚、钙化、粘连，多以二尖瓣开放受限为主，也可有二尖瓣关闭不全，二尖瓣瓣叶脱垂少见，可见瓣叶闭合不良。而 Barlow 综合征多见于中青年患者，瓣叶冗长、膨出、松软，以二尖瓣脱垂、关闭不全为主，无瓣膜钙化、粘连及开放受限等。

◆ 二尖瓣腱索断裂并脱垂：可发生于任何年龄，有时患者有强烈胸部撞击伤史，当二尖瓣脱垂并腱索断裂时，二尖瓣运动呈"连枷样"或"甩鞭样"，收缩期左心房内见瓣叶及腱索残端漂浮活动的回声带，多累及一个瓣膜或瓣膜的其中一个区域。而 Barlow 综合征多见于中青年患者，瓣叶冗长、膨出、松软，有时会累及多个瓣叶或（和）多个瓣膜。有研究显示二尖瓣脱垂瓣膜闭合线不完整，且因闭合点与瓣体一同脱入左房，瓣膜向左房的最大位移处靠近闭合线。Barlow 综合征瓣膜闭合线较完整，瓣体脱入左房，而闭合点不脱入左房，瓣膜向左房最大位移处远离闭合线。

◆ 缺血性心脏病：有心肌缺血病史及相应超声表现，左室心肌缺血性病变心脏扩大、瓣环扩大导致二尖瓣关闭不全，或是缺血累及二尖瓣乳头肌，导致乳头肌功能不全，以及二尖瓣脱垂并关闭不全，一般此类患者二尖瓣瓣叶回声正常。Barlow 综合征瓣叶冗长、膨出、松软，有时会累及多个瓣叶或（和）多个瓣膜。

※ 最终诊断

Barlow 综合征，二尖瓣脱垂并中-重度关闭不全。

※ 分析讨论

Barlow 综合征，又称二尖瓣脱垂综合征。"脱垂"这个词于 1966 年最早由约翰·霍普金斯医院的奎利教授提出，形象描述了在伴有收缩中期咔嗒音和收缩晚期杂音患者的左室收缩末期，经心血管造影可显示二尖瓣向左心房脱垂的特征性影像。但 Barlow 始终坚持认为"脱垂的二尖瓣"和"膨出的二尖瓣"存在明显区别，他始终倾向使用"膨出的二尖瓣"。Barlow 认为，应使用"膨出"或"松软"描述二尖瓣的解剖学或病理状态，而"脱垂"或"连枷样改变"用于描述功能变化。所以除了常见的退行性病变外，很多因素都能引发二尖瓣脱垂或连枷样改变，例如外伤、风湿性心肌病、感染、乳头肌功能不全或二尖瓣置换术等。

Barlow 综合征在人群中的发病率可因检查方法或诊断标准的不同而有较大的差异。据报道一组年龄在 17～35 岁的女性人群中，听诊发现有 Barlow 综合征者占 17%，而超声心动图的检出率为 21%。根据较大系列的研究结果提示，Barlow 综合征的发病率为 5%～10%，可能是最常见的一种心脏瓣膜病变。Barlow 综合征在青年人中女性比男性多见（2：1），但在中年和老年人中男女的发病率相近。本病大多见于成年患者，儿童少见。

Barlow 综合征是一种因遗传或个体基因改变，导致二尖瓣黏液样变性的原发性二尖瓣脱垂。该病需要结合临床、心脏超声、病理及基因学诊断。临床诊断要点如下：①年龄小于 60 岁，有长时间（数年至 10 余年）非喷射性喀喇音及递增型杂音；②超声心动图显示二尖瓣瓣叶增厚 0.2cm 以上、形态冗长，收缩期时弓形突出在二尖瓣瓣环平面下 0.2cm 以上，或一叶及二叶瓣膜产生不对称性的褶皱突入左房；③二尖瓣瓣叶形态呈扇贝形扩大、松软，瓣环显著扩大；④镜下显示二尖瓣黏液样变性，酸-碱（A-B）染色法中，嗜酸性黏多糖呈蓝色，细胞核及其他成分为红色。

目前，国际上对于 Barlow 综合征的病因报道多倾向于基因改变。在常染色体方面，16p11.2-p12.1 与家族性二尖瓣脱垂有关，但并非所有家族性二尖瓣脱垂都与此区域关连，11p15.4 的改变与二尖瓣膜黏液样变有关。13q31.3-q32.1，在一个 43 人的家族中，有 21

例携带此常染色体改变，但未能明确导致改变的基因。在性染色体方面，xq28 的丝蛋白 A 基因影响男性，女性为携带者，该基因改变会造成二尖瓣无症状性黏液样变。

目前，Barlow 综合征的治疗以手术为主。其手术指征为：①有症状的急性重度二尖瓣反流；②慢性重度二尖瓣反流，心功能Ⅱ级以上，伴有严重的左室功能不全（左室射血分数小于 30%）和（或）左室收缩末期内径大于 5.5cm；③无症状的慢性重度二尖瓣反流，伴有轻到中度左室功能不全，同时左室射血分数为 30%～60%，和（或）左室收缩末期内径≥4.0cm。具备上述情况之一的患者，都应接受手术治疗以防止二尖瓣反流进行性加重及心力衰竭或猝死。

※ 经验教训

中青年患者，病程较长，有长时间非喷射性咔嗒音及递增型杂音，超声心动图显示二尖瓣瓣叶增厚 0.2cm 以上、形态冗长、膨出、松软，瓣环显著扩大，收缩期时弓形突出在二尖瓣瓣环平面下 0.2cm 以上，应该想到有可能是 Barlow 综合征，需要结合临床、心脏超声、病理及基因学诊断。提示临床注意，Barlow 综合征较继发二尖瓣脱垂手术治疗难度大，术后容易引起 SAM 现象，术前超声提示应引起临床重视，制定相应治疗方案，手术是以切除部分瓣叶为主的综合成形术，多需人工瓣环加固，术中需行经食管超声心动图监测。

※ 病例启示

二尖瓣脱垂病例超声诊断不困难，需要多切面多角度观察脱垂部位和范围，明确二尖瓣脱垂是原发还是继发，是否合并腱索断裂，当符合 Barlow 综合征诊断标准时，应该提醒患者条件允许时可行经食管超声心动图检查，以进一步观察瓣膜情况并可较精确诊断。

（王庆慧）

第二节 心肌梗死并发二尖瓣前组乳头肌断裂

※ 病史

患者男性，60岁，胸闷、胸痛、气促1年余。胸痛持续时间不定，约数分钟至半小时，反复发作，无黑蒙、晕厥，于当地县医院诊治，考虑急性心肌梗死，立即转我院救治。给予冠状动脉粥样硬化性心脏病二级预防、调整心功能、扩张冠状动脉、放置主动脉内球囊反搏泵（intra-aortic balloon pump，IABP）等治疗。既往有高血压病史，无发热，否认风湿热病史，临床初步诊断为冠状动脉粥样硬化性心脏病（陈旧性心肌梗死）。

※ 体格检查

血压145/90mmHg，心尖搏动位置向左下移位，心率75次/分，律齐，二尖瓣听诊区闻及收缩期Ⅲ/Ⅵ杂音。

※ 超声心动图

◆ 胸骨旁左室长轴切面：左心房、左心室扩大，升主动脉内径增宽；二尖瓣叶稍增厚，前叶收缩期部分脱入左室，瓣尖见一大小约1.6cm×0.7cm中等回声异常团块，通过腱索附着，随瓣叶启闭呈连枷样运动。CDFI：收缩期二尖瓣左房侧见中-大量偏心反流信号（图2-2-1，图2-2-2）。

◆ 左室短轴二尖瓣乳头肌水平切面：二尖瓣后内侧乳头肌（绿箭头所指）附着位置及活动正常；左室前外侧乳头肌缺如，于左室腔内见一异常团块甩动。左室前壁、侧壁运动减弱（图2-2-3）。

◆ 左室心尖四心腔切面：左室腔内见一异常团块附着在二尖瓣前叶瓣尖上，收缩期二尖瓣前叶部分脱入左室，CDFI：收缩期二尖瓣左房侧见中-大量偏心反流信号（图2-2-4，图2-2-5）。

综合以上超声心动图检查结果，患者左心扩大，左室前壁、侧壁运动减弱，收缩期二尖瓣前叶脱垂并中-大量偏心反流，二尖瓣前叶瓣尖见一中等回声异常团块附着。提示二尖瓣前叶脱垂并中-重度关闭不全，前叶异常团块附着（前外侧乳头肌断裂可能）。

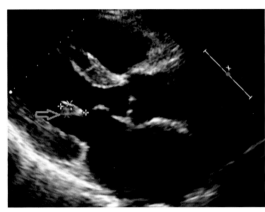

图 2-2-1 （动态）二尖瓣前叶见一异常团块：胸骨旁左室长轴切面示左室腔内见一异常团块借腱索组织与二尖瓣前叶相连，并随二尖瓣瓣叶启闭运动（箭头）

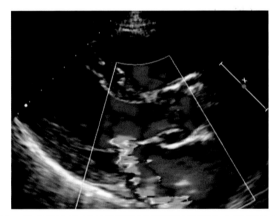

图 2-2-2 二尖瓣反流：胸骨旁左室长轴切面示收缩期二尖瓣左心房侧见中–大量反流血流信号

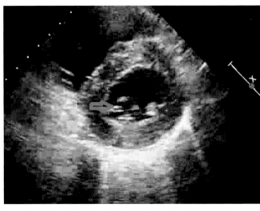

图 2-2-3 （动态）左心室腔内一异常团块（红箭头）：左室短轴二尖瓣乳头肌水平切面示二尖瓣后内侧乳头肌（绿箭头）附着位置及活动正常，左室前外侧乳头肌缺如，于左室腔内见一异常团块甩动

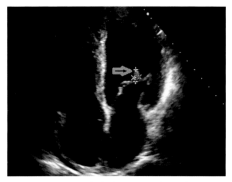 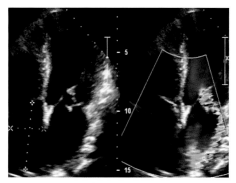

图 2-2-4 二尖瓣前叶见一异常团块：左室心尖四心腔切面示左室腔内见一异常中等团块附着在二尖瓣前瓣尖上，并随二尖瓣瓣叶启闭运动（箭头）

图 2-2-5 二尖瓣偏心反流：左室心尖四心腔切面示收缩期二尖瓣前叶明显脱入左心房并中-大量偏心反流血流信号

※ 超声提示

二尖瓣前叶脱垂并中-重度关闭不全，前叶异常团块附着（考虑前外侧乳头肌断裂）。

※ 冠状动脉造影

LM 未见狭窄，LAD 近、中段瘤样扩张，中远段狭窄 75%，第二对角支（D2）近段狭窄 80%，第一钝缘支（OM1）闭塞，LCX 近段开始全程瘤样扩张，近段狭窄 70%，右冠全程瘤样扩张，左室后支近段狭窄 80%（图 2-2-6）。

※ 术中所见

见全心扩大；二尖瓣前组乳头肌坏死、断裂，瓣环扩大，二尖瓣前叶脱垂并关闭不全；对患者行显微镜体外循环下冠状动脉旁路移植 + 二尖瓣生物瓣膜替换 + 三尖瓣成形 + 前降支内膜剥脱术，术后恢复良好。

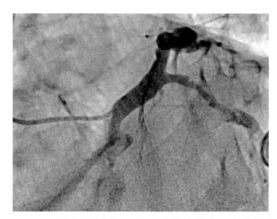

图 2-2-6 冠状动脉造影：冠状动脉多支病变，多处狭窄

※ 鉴别诊断

二尖瓣前叶脱垂（乳头肌断裂）并关闭不全多需与感染性心内膜炎、风湿性二尖瓣关闭不全相鉴别。

◆ 感染性心内膜炎：二尖瓣前叶瓣尖见一异常团块附着，需与感染性心内膜炎赘生物相鉴别。赘生物多发于血流冲击或局部产生涡流的部位，如二尖瓣关闭不全的心房面。新形成的赘生物回声与心肌回声类似，回声比心肌高，或部分或全部钙化表示赘生物形成时间较长。该患者二尖瓣前叶附着的异常团块，边界清晰，形态不规则，回声与乳头肌回声相似，位于二尖瓣左室面而非左房面，通过腱索与瓣膜相连，且该患者无发热病史，有冠状动脉粥样硬化性心脏病、陈旧心肌梗死病史，支持乳头肌断裂诊断，可基本排除感染性心内膜炎赘生物诊断。

◆ 风湿性二尖瓣关闭不全：风湿性二尖瓣病变特点是瓣膜增厚、钙化，交界、腱索融合，以瓣尖为主，常合并二尖瓣狭窄。该患者二尖瓣瓣叶回声稍增强，因患者年龄已达 60 岁，瓣膜有轻微退行性改变，但瓣膜开放无受限，瓣膜本身无明显增厚钙化，患者既往无风湿热病史，可以此鉴别。

※ 最终诊断

左心房、左心室扩大；左室前壁、侧壁运动减弱；二尖瓣前叶脱垂并中-重度关闭不全，前外侧乳头肌断裂；左心室收缩、舒张功能降低。

※ 分析讨论

乳头肌功能失调或断裂是急性心肌梗死严重而少见的并发症，多见于下壁及正后壁心肌梗死，发生率为 0.5% ~ 5.0%，引起急性二尖瓣关闭不全，临床表现为顽固性心力衰竭、肺水肿，是心肌梗死患者早期死亡的重要原因。老年、心肌梗死后治疗不及时或继续体力活动可使其危险发生率增高。与急性心肌梗死其他机械并发症（如左室游离壁破裂、室间隔穿孔）一样，早期诊断并急诊行外科手术治疗是降低患者病死率和改善预后的关键措施。二尖瓣的乳头肌（papillary muscle，PM）是二尖瓣结构的肌性部分，较右室的强大，分为前外侧组（前组）和后内侧组（后组），均连于室壁，前组 PM 起源于左室前壁中下 1/3 处，后组起源于室间隔与左室后壁交界之间。PM 可分为基部、肌腹、头部三个部分。每组乳头肌的头部各向两个瓣叶发出 1/3 的腱索，其尖端指向相应的瓣叶交界处。乳头肌功能障碍其病理基础为房室瓣腱索所附着的乳头肌和邻近心肌缺血、坏死或纤维化而引起收缩功能障碍，瓣叶收缩时外翻或圆隆状，导致二尖瓣关闭不全。乳头肌血供属于冠状动脉的终末支，因此容易发生缺血和坏死。二尖瓣前外侧乳头肌接受 LAD 对角支和回旋支边缘支双重血供，后内侧乳头肌仅接受单支血管供应，因此后内侧乳头肌更易发生缺血而引起后组乳头肌功能不全。PM 断裂分为完全型及部分型，完全断裂为临床急重症，往往出现急性心力衰竭，需手术治疗，较多患者猝死；部分断裂常常在头部，并不一定导致巨大瓣膜反流，较多见且不立即致命。在急性心肌梗死病例中，PM 可因急性缺血性坏死而在数小时内完全断裂，早期即出现严重的二尖瓣关闭不全，部分患者心肌梗死未引起 PM 完全断裂，坏死的心肌组织逐渐被纤维组织所替代，在心肌梗死后 2 个月以上才出现二尖瓣关闭不全。

本病例患者超声心动图扫查胸骨旁左室长轴切面及心尖四心腔切面：左心扩大，二尖瓣叶稍增厚，前叶收缩期部分脱入左室，瓣尖见异常团块通过腱索附着，随瓣叶启闭呈连枷样运动。CDFI：收缩期二尖瓣左房侧见中-大量偏心反流信号。起初怀疑异常团块是较大的赘生物引起腱索断裂导致瓣膜脱垂，但二尖瓣瓣膜本身无明显增厚、钙化，患者无发热症状，既往无风湿热病史，结合患者既往有冠状动脉粥样硬化性心脏病 陈旧心肌梗死病史，冠状动脉造影显示冠状动脉多支病变，超声提示左室短轴二尖瓣乳头肌水平切面左室前壁、侧壁运动减弱。因而考虑异常团块为断裂的二尖瓣前组乳头肌。由于患者心肌缺血、坏死，乳头肌功能不全，累及前组乳头肌坏死、断裂，最终导致二尖瓣前叶脱垂并中-重度关闭不全。

※ 经验教训

本例患者为冠状动脉粥样硬化性心脏病 陈旧性心肌梗死的临床表现，若听诊发现杂音或杂音增强应尽快行心脏超声检查。超声心动图诊断时，应注意寻找导致二尖瓣关闭不全可能的原因并予以鉴别。应与感染性心内膜炎、风湿性二尖瓣关闭不全等相鉴别。心脏超声多切面证实二尖瓣前叶瓣尖附着的中等回声团块是断裂的前组乳头肌而非赘生物。结合病史，从而明确二尖瓣关闭不全由心肌缺血、乳头肌功能障碍引起。因此乳头肌功能障碍是导致二尖瓣关闭不全的常见原因，是乳头肌和（或）邻近心肌缺血或梗死所致心肌梗死最常见的并发症。

※ 病例启示

先天或后天获得性二尖瓣装置（包括瓣叶、瓣环、腱索、乳头肌）任一部分形态和功能异常，都会导致二尖瓣关闭不全。对心梗后有明显心力衰竭或心源性休克，尤其伴有新出现心尖区收缩期杂音的患者，应考虑乳头肌功能失调或断裂的可能，及时行超声心动图检查有助于早期明确诊断及治疗。

（李海燕）

第三节 部分型心内膜垫缺损合并双孔二尖瓣畸形一例

※ 病史

患儿女，3岁，发现心脏杂音2个月余。于当地医院行心脏彩超检查示先天性心脏病，部分型心内膜垫缺损。给予对症治疗（具体不详）。无杵状指（趾），无蹲踞现象，哭闹后可出现口唇轻微发绀，无气促、呼吸困难。既往史：平素易感冒，否认肝炎、伤寒、结核等传染病史。临床初步诊断为先天性心脏病，部分型心内膜垫缺损。

※ 体格检查

血压85/50mmHg，心率125次/分，律齐，心前区无隆起，未触及震颤，心脏浊音界向右扩大，胸骨左缘第二、第三肋间可闻及Ⅲ/Ⅵ级收缩期杂音。

※ 超声心动图

◆ 二尖瓣水平左室短轴切面：舒张期二尖瓣出现两个几乎等大的瓣口，形状似"眼镜"（图2-3-1）。

◆ 心尖左室两心腔切面：CDFI显示舒张期有两束血流信号通过二尖瓣口（图2-3-2）。

◆ 胸骨旁心尖四心腔切面：房间隔下部近十字交叉处回声中断，断端回声增强，二、

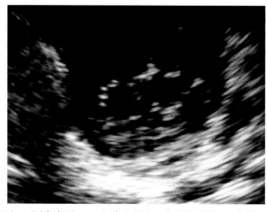

图2-3-1 （动态）双孔二尖瓣畸形：二尖瓣水平左室短轴切面示二尖瓣两个几乎等大的瓣口，形状似"眼镜"

三尖瓣位于同一水平。CDFI：心房水平左向右分流血流信号，收缩期三尖瓣口、二尖瓣口及二尖瓣前叶瓣根处见轻–中度反流信号（图2-3-3，图2-3-4）。

◆ 剑下双上下、腔静脉长轴切面：房间隔卵圆窝处探及细小的自左向右分流血流信号（图2-3-5）。

综合以上超声心动图检查结果，患儿右房、右室增大，肺动脉内径增宽，房间隔缺损，原发孔型，约1.3cm，二尖瓣瓣叶畸形，呈双孔合并前叶裂，卵圆孔未闭。异常表现主要为原发孔房间隔缺损，双孔二尖瓣。提示先天性心脏病：部分型心内膜垫缺损；房间隔缺损，原发孔型，约1.3cm，左向右分流；卵圆孔未闭；双孔二尖瓣；二尖瓣前叶裂并轻–中度关闭不全；三尖瓣轻–中度关闭不全。

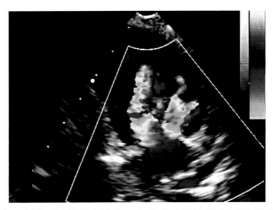

图2-3-2 （动态）二尖瓣口异常的血流束：心尖左室两心腔切面示舒张期有两束血流信号通过二尖瓣口

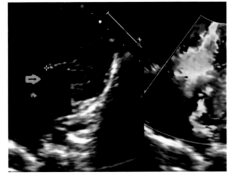
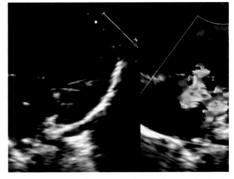

图2-3-3 原发孔房间隔缺损：胸骨旁心尖四心腔切面示房间隔近十字交叉处回声中断，CDFI示心房水平左向右分流血流信号（箭头）

图2-3-4 二尖瓣及三尖瓣反流：胸骨旁心尖四心腔切面示源自二尖瓣口及前叶瓣根处收缩期轻–中度反流血流信号，收缩期三尖瓣口轻–中度反流血流信号

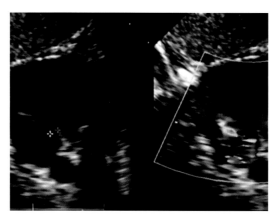

图 2-3-5　卵圆孔未闭：剑下双上下腔静脉长轴切面示房间隔卵圆窝处探及细小左向右分流血流信号

※ 超声提示

先天性心脏病：部分型心内膜垫缺损；原发孔型房间隔缺损，约1.3cm；卵圆孔未闭；双孔二尖瓣；二尖瓣前叶裂。

※ 术中所见

见部分型心内膜垫缺损；原发孔型房间隔缺损，内径约 1.5cm；二尖瓣瓣叶畸形，呈双孔；二尖瓣前后瓣间纤维组织条索，在近后内交界处将二尖瓣分为大小接近的两孔，两孔的瓣叶分别有一组腱索、乳头肌附着于左室前、后壁；前叶瓣叶裂；三尖瓣隔瓣发育不良并轻-中度反流。对患者行部分型心内膜垫缺损矫治、卵圆孔未闭缝闭术，二尖瓣瓣叶裂修复及三尖瓣成形术，术后恢复良好。

※ 鉴别诊断

双孔二尖瓣多需和二尖瓣叶裂、降落伞型二尖瓣、二尖瓣双孔成形术后相鉴别。

◆ 二尖瓣叶裂：心内膜垫缺损二尖瓣于左室短轴可探及二尖瓣口似呈双口状，但是二尖瓣"双口征"为收缩期出现的征象，与双孔二尖瓣在舒张期出现时相上有显著区别。本病例为二尖瓣前叶裂同时合并双孔二尖瓣，鉴别较困难，容易漏诊。

◆ 降落伞型二尖瓣：左室短轴切面显示二尖瓣口可偏向左室一侧，二尖瓣前后叶的腱索均附着在同一组乳头肌上，但超声仅能探及一个瓣口，一组乳头肌，以此与双孔二尖瓣相鉴别。

◆ 二尖瓣双孔成形术后：镜式双孔二尖瓣成形术后二尖瓣水平短轴观亦显示为两个瓣口，酷似双孔二尖瓣，但此类患者病史及二尖瓣成形手术史可供鉴别诊断。

※ 最终诊断

先天性心脏病：部分型心内膜垫缺损，原发孔型房间隔缺损，约1.3cm；卵圆孔未闭；双孔二尖瓣；二尖瓣前叶裂。

※ 分析讨论

双孔二尖瓣（double orifice mitral valve，DOMV）是一种极罕见的先天性二尖瓣畸形。由 Greenfield 在 1876 年首次报告，是指二尖瓣后瓣的中央部分向前延伸至前瓣瓣环，形成白色带状组织桥，将前瓣分隔成二瓣，形成内外双孔，两个瓣孔均有前后瓣叶，各瓣叶均有腱索与乳头肌相连。DOMV 发生原因尚不明确，可能与胚胎期二尖瓣膜多余组织吸收不良或大小瓣叶异常融合有关。心内膜垫和部分心室肌参与二尖瓣的胚胎发育过程，因此，二尖瓣发育异常与心内膜垫和心室心肌的发育异常相关联。DOMV 目前存在多种分型，根据纤维桥连接部位不同进行分型较为常用，即分为：完全型，二尖瓣自瓣环到瓣膜边缘处形成两个独立的漏斗状结构；不完全型，瓣膜前后叶仅在瓣膜边缘处形成两个开口；孔型，在正常瓣口外侧有一附加小孔。DOMV 可以单发，也可合并其他畸形。单纯DOMV 瓣口总面积一般在正常范围内，很少发生狭窄，部分伴有关闭不全；合并心内其他畸形如心内膜垫缺损（ECD）、大动脉转位、主动脉瓣二叶畸形、三尖瓣下移畸形、室间隔缺损等，其中以 ECD 最常见。患者伴有其他心脏畸形需要手术治疗时，DOMV 的存在会使手术复杂化，因此需术前及时诊断。

本例患者主要超声表现为部分 ECD。超声心动图胸骨旁心尖四心腔切面示房间隔近十字交叉处回声中断，CDFI 示心房水平左向右分流血流信号，收缩期二尖瓣口及二尖瓣前叶瓣根处轻-中度反流信号。此时超声医师若只关注 ECD 的超声诊断，而未仔细扫查二尖瓣水平左室短轴切面，则易漏诊 DOMV 畸形。该患者于当地医院超声检查时漏诊DOMV，后经我院超声医师仔细探测二尖瓣水平左室短轴切面示舒张期二尖瓣出现两个几乎等大的瓣口，形状似"眼镜"，心尖左室两心腔切面 CDFI 示舒张期有两束血流信号通过二尖瓣口，从而确诊 DOMV 畸形。

※ 经验教训

本病例患者主要表现为部分型ECD的临床表现，漏诊医师只关注到ECD的超声诊断，仅考虑到二尖瓣前叶裂，未仔细探测二尖瓣，另一方面本病例虽然是DOMV，但瓣口总面积在正常范围内，未引起狭窄及明显的关闭不全，对心脏未造成明显的血流动力学影响，因此未引起超声医师足够重视，导致于当地超声检查时漏诊DOMV畸形。分析其主要原因，DOMV畸形罕见，当合并心内其他畸形时，检查医师如果临床经验不足，只关注其他心内畸形的超声诊断，则易漏诊。因此，心脏超声诊断先天性心脏病时应注意观察二尖瓣瓣叶、腱索及乳头肌的情况，以免漏诊或误诊。而在诊断 DOMV 畸形的同时，也应考虑合并其他畸形的可能。在诊断 DOMV 时，应注意与二尖瓣瓣叶裂、狭窄、脱垂相鉴别。

※ 病例启示

单纯 DOMV 畸形一般不引起血流动力学的异常，本病若无合并其他心内畸形，其临床症状、体征无特殊表现。临床上诊断本病极为困难，超声心动图是诊断本病的最好手段。检查中多切面探测二尖瓣，有条件时利用时实三维超声多角度切割观察二尖瓣，为手术提供更全面、丰富的信息。

（李海燕）

第四节 误诊二尖瓣前叶裂一例

※ 病史

患者女性，65岁。活动后胸闷气促3年，加重2个月。偶尔有呼吸困难及夜间端坐呼吸，无心前区压榨性疼痛，无四肢大关节游走性疼痛，无畏寒、发热。临床拟诊二尖瓣关闭不全。

※ 体格检查

血压115/85mmHg，慢性面容，颈静脉充盈，心率85次/分，心律不齐，心尖区闻及收缩期Ⅲ/Ⅵ级吹风样杂音。

※ 经胸超声心动图

◆ 胸骨旁左室长轴切面：左心房内径明显增大，左心室内径增大，二尖瓣瓣尖闭合错位。CDFI：二尖瓣可见反流血流信号（图2-4-1）。

◆ 心尖四心腔切面：亦显示左心增大，二尖瓣瓣尖闭合错位。CDFI：二尖瓣可见反流血流信号（图2-4-2）。

※ 经胸超声心动图提示

二尖瓣病变，二尖瓣中–重度关闭不全。

※ 经食管超声心动图

左心房内径明显增大，左心室内径增大；二尖瓣瓣叶增厚、回声增强，前叶稍脱垂，

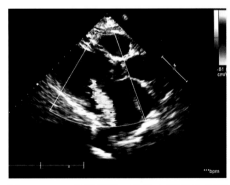

图2-4-1 二尖瓣反流：经胸左室长轴切面示收缩期二尖瓣左房侧反流血流信号

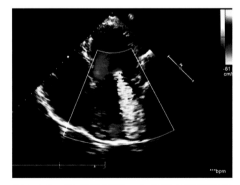

图2-4-2 二尖瓣反流：心尖四心腔切面示收缩期二尖瓣左房侧反流血流信号

A2、A3 区可见一裂隙，长约 1.3cm，宽约 0.3cm。彩色多普勒超声显示：二尖瓣可见偏心性反流血流信号（图 2-4-3 ~ 图 2-4-5）。

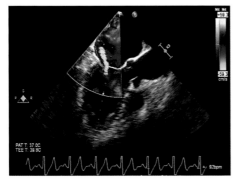

图 2-4-3　二尖瓣反流：食管中段左室长轴切面示收缩期二尖瓣左房侧偏心性反流血流信号

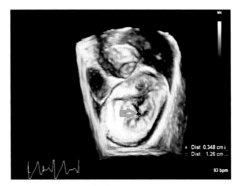

图 2-4-4　二尖瓣瓣叶裂：经食管三维超声示二尖瓣前叶稍脱垂，A2、A3 瓣叶裂，长约 1.3cm，宽约 0.3cm（箭头）

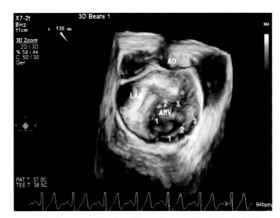

图 2-4-5　（动态）二尖瓣瓣叶：经食管三维超声示二尖瓣前叶稍脱垂，A2、A3 瓣叶裂

※ 经食管超声心动图提示

二尖瓣病变，二尖瓣前叶稍脱垂并中-重度关闭不全，瓣叶裂，位于 A2、A3 区。

※ 术中所见

全身麻醉体外循环下行二尖瓣修补 + 二尖瓣瓣环成形术。术中见二尖瓣重度关闭不全，瓣叶增厚，A2、A3 瓣叶脱垂；合并瓣环扩张。为退行性病变，属 Carpentier Ⅱ 型，未见瓣叶裂（图 2-4-6，图 2-4-7）。

※ 鉴别诊断

二尖瓣瓣叶裂：与二尖瓣脱垂可以通过二尖瓣瓣叶活动形态、反流束的方向等进行鉴

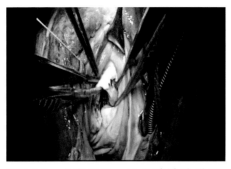

图 2-4-6　术中所见：二尖瓣瓣叶增厚，A2、A3 瓣叶脱垂

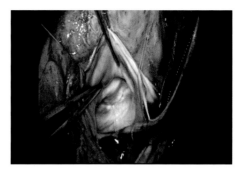

图 2-4-7　术中所见：二尖瓣 A2、A3 瓣叶脱垂，重度反流，未见瓣叶裂

别。瓣叶裂通常表现为瓣叶裂缺的回声脱失及断端回声，瓣叶脱垂则表现为瓣叶收缩期脱入左心房。由于脱垂瓣叶闭合错位，反流束方向为偏心性，而瓣叶裂处的反流束一般不表现为偏心性。

※ 最终诊断

二尖瓣前叶脱垂并重度关闭不全。

※ 分析讨论

按照 Carpentier 建议，根据二尖瓣瓣叶的活动度对二尖瓣反流进行分型：Ⅰ 型为中心性，瓣环扩大，瓣叶运动无受限，腱索无增长或缩短；Ⅱ 型为偏心性，瓣叶运动过度，腱索冗长或断裂；Ⅲ 型为瓣叶运动限制型。二尖瓣瓣叶裂属 Carpentier Ⅰ 型，二尖瓣脱垂属 Carpentier Ⅱ 型，二者在瓣叶病变形态、瓣叶运动形式及反流束方向等方面均有差异，本病例在经胸超声心动图检查时未探及确切瓣叶裂征象，经食管超声心动图较经胸超声心动图图像质量清晰，可以更直观、更全面地观察心内结构，但在此病例中，经食管超声心动图误诊二尖瓣前叶裂，是由于将收缩期二尖瓣前叶脱垂部分与相邻瓣体间形成的空隙的回声失落误判为瓣叶裂。因此，对二尖瓣瓣叶脱垂的病变怀疑存在瓣叶裂时，要尤为审慎。另外，房室瓣瓣叶有时存在先天性的自然褶皱，超声成像时易形成回声失落，在超声检查时也应注意，避免误诊。

※ 经验总结

◆ 二尖瓣瓣叶脱垂的病变怀疑存在瓣叶裂时，要尤为审慎。

◆ 二尖瓣瓣叶裂与二尖瓣脱垂在瓣叶病变形态、瓣叶运动形式及反流束方向等方面均有差异，超声检查时应注意鉴别。

（李建华）

第五节　主动脉瓣赘生物并二尖瓣假性瓣膜瘤一例

※ 病史

患者男性，53 岁，因活动后胸闷、气促、心悸 1 年，加重伴间断发热 1 个月入院。

※ 体格检查

体温 36.7℃，脉搏 76 次 / 分，呼吸 20 次 / 分，血压 125/80mmHg。双肺呼吸音清，无啰音，心尖区可闻及 Ⅲ / Ⅵ级收缩期杂音，主动脉瓣听诊区可闻及舒张期杂音。腹软，肝、脾未扪及肿大，双下肢无水肿。

※ 辅助检查

大便常规、血常规、肝功能、肾功能、电解质、心肌酶、凝血功能、红细胞沉降率、抗链球菌培养素 "O" 等检查未见明显异常。

※ 超声心动图

◆ 左室长轴切面：左心房、左心室内径增大，二尖瓣前叶可见回声中断，收缩期前叶瓣体呈瘤样膨向左心房，舒张期塌陷；瘤体可见两处破口，CDFI 可见收缩期血流信号经前叶回声中断处（即瘤颈部）进入瘤内，并经瘤体破口进入左心房，瘤颈宽约 0.6cm，破口分别约 0.6cm、0.4cm；主动脉瓣无冠瓣可见异常强回声附着，随瓣叶启闭甩动，CDFI 可见舒张期主动脉瓣偏心性反流血流信号，反流束冲向二尖瓣前叶（图 2-5-1 ~ 图 2-5-3）。

◆ 大动脉短轴切面：主动脉瓣增厚，无冠瓣可见强回声附着，收缩期瓣叶开放尚可，舒张期瓣叶关闭不良，CDFI 可见舒张期主动脉瓣偏心性反流血流信号（图 2-5-4）。

◆ 心尖五心腔切面：左心房、左心室内径增大，CDFI 可见收缩期血流信号经二尖瓣前叶瘤颈部进入瘤内，并经瘤体破口进入左心房，左心房内可见大量反流血流信号；主动脉瓣无冠瓣异常强回声附着，随瓣叶启闭甩动，CDFI 可见舒张期主动脉瓣偏心性反流血流信号，射流冲向二尖瓣前叶（图 2-5-5）。

※ 超声提示

◆ 二尖瓣病变：二尖瓣前叶假性瓣膜瘤形成，瘤颈宽约 0.6cm，破口分别约 0.6cm、0.4cm，二尖瓣重度关闭不全。

◆ 主动脉瓣病变：主动脉瓣赘生物形成，主动脉瓣中度关闭不全。

※ 鉴别诊断

二尖瓣假性瓣膜瘤主要需与二尖瓣脱垂及乳头状弹力纤维瘤相鉴别。

◆ 二尖瓣脱垂：脱垂的瓣叶与相邻的瓣叶交界处有明显的对合错位，收缩期血流信号经对合错位的瓣叶交界处反流入左心房，呈偏向健侧的偏心性反流血流信号。二者在形态学上有明显差异，瓣膜瘤具有明确的瘤颈部，瘤体上可有破口，收缩

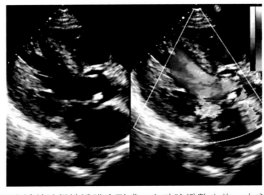

图 2-5-1 （动态）二尖瓣前叶假性瓣膜瘤形成，主动脉瓣赘生物：左室长轴切面示二尖瓣前叶假性瓣膜瘤形成，瘤体两处破口，收缩期血流经瘤颈部进入瘤内，并经破口进入左心房；主动脉瓣无冠瓣异常强回声附着，活动度大，主动脉瓣偏心性反流束冲向二尖瓣前叶

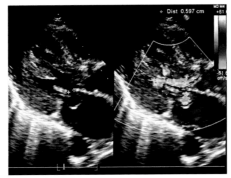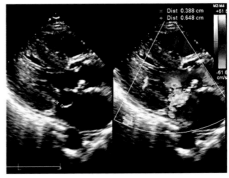

图 2-5-2 二尖瓣假性瓣膜瘤：左室长轴切面示二尖瓣假性瓣膜瘤的瘤颈部宽约 0.6cm

图 2-5-3 二尖瓣假性瓣膜瘤的两处破口：左室长轴切面示二尖瓣假性瓣膜瘤的两处破口，分别约 0.6cm、0.4cm

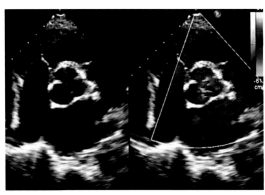

图 2-5-4 （动态）主动脉瓣赘生物，主动脉瓣反流：大动脉短轴切面示主动脉瓣增厚，无冠瓣可见强回声附着，瓣叶开放尚可，关闭不良，舒张期主动脉瓣偏心性反流血流信号

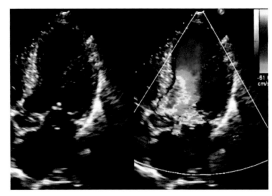

图 2-5-5 （动态）二尖瓣前叶假性瓣膜瘤形成，主动脉瓣赘生物：心尖五心腔切面示二尖瓣前叶假性瓣膜瘤形成，瘤体两处破口，收缩期血流经瘤颈部进入瘤内，并经破口进入左心房；主动脉瓣无冠瓣异常强回声附着，活动度大，主动脉瓣偏心性反流束冲向二尖瓣前叶

期膨向左心房，舒张期塌陷，彩色多普勒表现亦有特征性，收缩期血流信号经瘤颈部进入瘤体，再经破口进入左心房。

◆ 乳头状弹力纤维瘤：为非常少见的良性肿瘤，通常较小，常有蒂附着于瓣膜上，活动度大，一般不影响瓣膜功能、不伴有瓣膜反流，需要结合病史及其他实验室检查来鉴别。

※ 最终诊断

感染性心内膜炎，主动脉瓣赘生物形成，主动脉瓣关闭不全，二尖瓣假性瓣膜瘤形成，二尖瓣关闭不全。

※ 分析讨论

感染性心内膜炎是指由病原体直接感染心内膜而引起的炎症性疾病，瓣膜为最常见的受累部位。超声心动图发现赘生物是最常见的异常发现，也是诊断感染性心内膜炎的必要条件，其他可出现的并发症有瓣膜穿孔、脓肿、假性瓣膜瘤、与周围组织瘘形成及瓣膜反流等，并发症的严重程度与心内膜炎的严重程度、病程发展、受累部位密切相关，并发症之间的病理发展关系密切、相互影响。

瓣膜穿孔也是较常见的并发症，假性瓣膜瘤则较为少见，二者都是由感染对瓣膜或瓣环的直接侵袭，以及血流的剪切力对瓣膜组织的直接破坏，或者是受累感染的主动脉瓣的反流导致迁移性的感染侵蚀二尖瓣前叶，以及主动脉瓣反流的射流束对二尖瓣前叶的血流冲击作用，在炎性侵袭和血流冲击的双重作用下，二尖瓣的内膜组织夹层分离穿孔，分离的组织扩张膨出形成假性瓣膜瘤。

二尖瓣瓣膜瘤的诱发因素包括主动脉瓣感染性心内膜炎、二尖瓣脱垂、马凡综合征、风湿热、梗阻型心肌病等，其中主动脉瓣感染性心内膜炎最容易诱发形成二尖瓣前叶瓣膜瘤。

本病例主动脉瓣上可见异常强回声附着且活动度大，同时伴有冲向二尖瓣前叶左室面的偏心性反流，二尖瓣前叶相应部位回声中断，收缩瓣体呈瘤样膨向左心房，舒张期塌陷，瘤体并发穿孔，血流信号也特征性地表现为经二尖瓣前叶瘤颈部进入瘤内，并经瘤体破口进入左心房，左心房内可见大量反流血流信号，以上超声异常表现所提示的瓣膜病变特点是相互密切联系的，互为佐证心内膜炎的表现，虽然实验室检查均为阴性，但主动脉瓣上活动性的强回声提示陈旧性赘生物，结合患者发热病史，故高度提示患者存在感染性心内膜炎的疾病。

※ 经验总结

超声心动图发现可疑心内膜炎的异常表现，注意与瓣膜的局限性增厚、钙化相区分、良性瓣叶结节与小的瓣膜赘生物极为相似，要留意瓣膜功能是否受累，需要结合患者病史、临床表现及相关实验室检查，方能提高诊断的准确性。

超声心动图发现多个异常表现，务必仔细分析异常表现之间的内在病理联系，病程发展的内在联系，并且做到全面扫查不遗漏。

（李建华）

第六节　合并二尖瓣瓣上隔膜的二尖瓣单组乳头肌一例

※ 病史

患者女性，26 岁。活动后心悸、气短 3 年，加重伴阵发性呼吸困难 1 个月。无胸痛及咯血。当地医院诊断为"风湿性心脏病"，给予强心、利尿等治疗，疗效不佳。既往无高血压、冠状动脉粥样硬化性心脏病病史。临床初步诊断为风湿性心脏病，二尖瓣狭窄。

※ 体格检查

血压 110/60mmHg，心率 90 次 / 分，心律不齐。心尖部闻及Ⅲ级舒张期隆隆样杂音。

※ 超声心动图

◆ 胸骨旁左室长轴切面：二尖瓣上方瓣环处见一隔膜样回声，二尖瓣前、后叶附着于一组乳头肌上，二尖瓣开放时前、后叶同向运动，开放幅度减低；CDFI：舒张期可见起自二尖瓣上五彩镶嵌血流信号（图 2-6-1）。

◆ 左心室短轴切面：二尖瓣开放时呈椭圆形，且位置偏心，瓣口偏向左室侧壁；仅

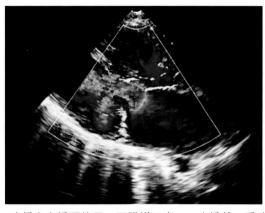

图 2-6-1 （动态）二尖瓣上方瓣环处见一隔膜样回声，二尖瓣前、后叶附着于一组乳头肌上：胸骨旁左室长轴切面示二尖瓣上方瓣环处见一隔膜样回声，二尖瓣前、后叶附着于一组乳头肌上，二尖瓣开放时前、后叶同向运动，开放幅度减低；CDFI：舒张期可见起自二尖瓣上五彩镶嵌血流信号

见一组乳头肌，且形态异常（图 2-6-2 ～图 2-6-4）。

◆ 心尖四心腔切面：左心房增大，二尖瓣前、后叶附着于一组乳头肌上，二尖瓣开放受限，呈降落伞形。于二尖瓣根部的二尖瓣瓣环处见一隔膜样回声；CDFI：舒张期可见起自二尖瓣上五彩镶嵌血流信号（图 2-6-5，图 2-6-6）。

综合以上超声心动图检查结果，患者左房增大，二尖瓣前、后叶附着于一组乳头肌上，二尖瓣开放受限，呈降落伞形；于二尖瓣根部瓣环处见一隔膜样回声，其上可见圆孔状开口；二尖瓣及瓣上血流明显汇聚。提示：二尖瓣单组乳头肌并瓣上隔膜，二尖瓣及瓣上狭窄。

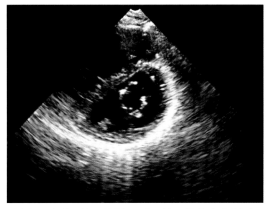

图 2-6-2 （动态）二尖瓣开放时呈偏心的椭圆形，瓣口偏向左室侧壁；仅见一组形态异常的乳头肌：左心室短轴切面示二尖瓣开放时呈椭圆形，且位置偏心，瓣口偏向左室侧壁；仅见一组乳头肌，且形态异常

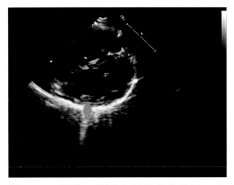
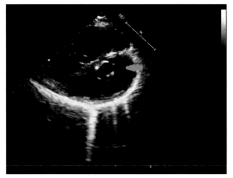

图 2-6-3 仅见一组形态异常的乳头肌：左心室短轴切面仅示一组乳头肌，且形态异常（箭头）

图 2-6-4 二尖瓣开放时呈偏心的椭圆形，瓣口偏向左室侧壁：左心室短轴切面示二尖瓣开放时呈椭圆形，且位置偏心，瓣口偏向左室侧壁（箭头）

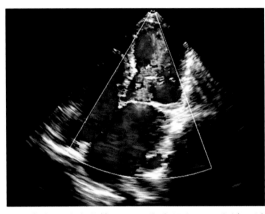

图 2-6-5 （动态）二尖瓣前、后叶附着于一组乳头肌上，二尖瓣开放受限，呈降落伞形；于二尖瓣根部的二尖瓣瓣环处见一隔膜样回声：心尖四心腔切面示左心房增大，二尖瓣前、后叶附着于一组乳头肌上，二尖瓣开放受限，呈降落伞形；于二尖瓣根部的二尖瓣瓣环处见一隔膜样回声；CDFI：舒张期可见起自二尖瓣上五彩镶嵌血流信号

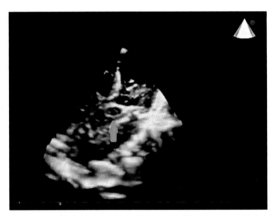

图 2-6-6 二尖瓣根部瓣环处见一隔膜样回声，其上可见圆孔状开口：三维超声心尖四心腔切面示二尖瓣根部瓣环处见一隔膜样回声，其上可见圆孔状开口（箭头）

※ 超声提示

二尖瓣单组乳头肌并瓣上隔膜，二尖瓣及瓣上狭窄。

※ 术中所见

二尖瓣前叶冗长，边缘增厚，后叶增厚、挛缩，仅有单组乳头肌位于左室侧壁，前后叶腱索均与之相连；二尖瓣根部瓣环处见一纤维性隔膜，其上可见圆孔状开口。予以切除病变瓣膜及瓣上隔膜，行人工二尖瓣机械瓣置换术，术后恢复良好。

※ 鉴别诊断

二尖瓣单组乳头肌并二尖瓣瓣上隔膜多需与左房三房心和风湿性二尖瓣狭窄相鉴别。

◆ 左房三房心：隔膜将左房分为两个腔室，部分或全部肺静脉开口于隔膜上方。该患者隔膜位于二尖瓣瓣环处，并未将左房分为两个腔室，可基本排除。

◆ 风湿性二尖瓣狭窄：风湿性二尖瓣狭窄瓣叶增厚、钙化、粘连，而该患者二尖瓣瓣叶本身并无以上改变，可基本排除。

※ 最终诊断

二尖瓣单组乳头肌并瓣上隔膜，二尖瓣及瓣上重度狭窄。

※ 分析讨论

二尖瓣单组乳头肌是一种罕见的先天性二尖瓣畸形，指二尖瓣前、后叶的腱索均附着在同一组乳头肌上，二尖瓣叶开放受限，呈降落伞型，也称降落伞型二尖瓣。可合并其他先天性心脏病，由 Schiebler 于 1961 年首先报道。分为两种情况，两个二尖瓣叶均附着于单组粗大乳头肌或附着于因一组乳头肌发育不良并与其对侧乳头肌部分融合成的两组乳头肌之上。以上统称为降落伞型二尖瓣。该病非常罕见，因其腱索短粗，瓣叶活动受限，导致有效瓣口面积减小，并形成一种漏斗状左室流入道，血流通过腱索之间的缝隙到达左心室，可形成二尖瓣口的狭窄，同时伴关闭不全，有的患者仅仅存在关闭不全。临床表现与后天获得的二尖瓣病变相似，但症状出现早，且无风湿热病史。约 30% 的患者在出生后 1 个月内出现症状，75% 的患者在出生后 1 年内出现症状，常见的症状为气急、端坐呼吸及肺水肿和反复发作肺部感染表现的症状，病情严重者由于并发肺循环高压，出现充血性心力衰竭和发绀。

二尖瓣瓣上隔膜亦是一种少见的心脏结构异常，是指二尖瓣心房面上方结缔组织突起形成的部分或完整的环，隔膜常附于二尖瓣环水平或稍上方，隔膜上存在大小不等的交通口。若交通口较大，可以不产生明显的血流动力学改变；若交通口较小，则舒张期瓣叶不能完全开放，血流通过交通口处及瓣口处血流受阻，造成类似于二尖瓣狭窄的血流动力学及临床改变。超声心动图能清晰显示隔膜的位置、交通口的大小、有无二尖瓣及瓣下结构的病变和有无血流动力学改变，为临床诊断及治疗提供重要信息，在诊断该病方面具有独特的优势。

本例患者临床症状典型，主要为二尖瓣狭窄、肺循环淤血的临床表现，起初以为因风湿性二尖瓣狭窄所致。但仔细观察后发现二尖瓣瓣叶并无增厚、钙化、粘连等风湿性改变，进一步扫查发现二尖瓣乳头肌发育异常，两组乳头肌部分融合，腱索几乎全部附着于后内侧的优势乳头肌上，为因乳头肌发育不良所导致的降落伞型非对称性二尖瓣畸形。再仔细观察，发现高速血流起自二尖瓣瓣上而非瓣口处，进而在二尖瓣瓣环位置处发现一隔膜样回声，高速血流起于该处。且此隔膜并未将左房分为两个腔室，四支肺静脉均开口于隔膜上方，从而明确了二尖瓣瓣上隔膜的诊断。

※ 经验教训

本例患者主要为二尖瓣口及瓣下狭窄的临床表现，超声心动图诊断时应注意寻找导致狭窄可能的原因并予以鉴别，如风湿性心瓣膜病引起的二尖瓣狭窄、先天性二尖瓣畸形、感染性心内膜炎等。起初见二尖瓣开放受限，且该处血流汇聚，以为因风湿性改变所致，但仔细观察后发现瓣叶并无增厚、钙化、粘连，进一步扫查发现二尖瓣乳头肌发育异常，解释了瓣叶开放受限的原因。又发现高速血流并非起自于二尖瓣瓣口处，探其原因，在二尖瓣瓣环位置发现一隔膜样回声，高速血流起于该处，从而避免了二尖瓣瓣上隔膜的漏诊。

※ 病例启示

超声心动图是诊断二尖瓣单组乳头肌及瓣上隔膜的重要方法，检查时应仔细探测二尖瓣及瓣下结构有无异常改变，特别是乳头肌和腱索，同时亦不能忽略瓣上的情况，应注意高速血流的起始位置。

（罗庆祎）

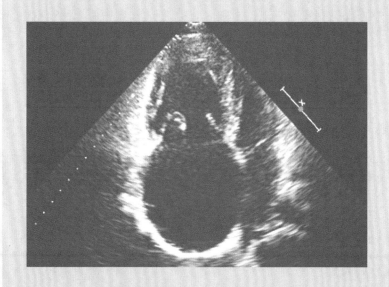

【第三章】

三尖瓣畸形

第一节　特殊 Ebstein 畸形（Carpentier D型）

※ 病史

患儿女，6岁，因活动后胸闷、气短、伴阵发性呼吸困难3年，加重3个月就诊。无胸痛、咯血及双下肢水肿，有发绀、杵状指，当地医院初步诊断为先天性心脏病，建议至我院就诊。

※ 体格检查

血压 90/60mmHg，生长发育差，体格瘦小，心尖区搏动稍减弱。心率90次/分，律齐。胸骨左缘第三、第四肋间可闻及收缩期杂音并可触及震颤。

※ 超声心动图

◆ 胸骨旁左室长轴切面：右心室明显扩大，室间隔凸向左室侧，右室流出道内可见异常组织漂动（图3-1-1）。

◆ 胸骨旁右室流入道切面：原三尖瓣后叶附着位置光滑，未见明显瓣叶组织附着，前叶瓣膜组织冗长并向心尖延伸，瓣口显示不佳；CDFI：右心房内可见三尖瓣反流血流导致涡流形成，但未见明显反流血流起源点（图3-1-2，图3-1-3）。

◆ 胸骨旁四心腔切面：原三尖瓣隔叶附着位置光滑，未见明显瓣叶组织附着，前叶瓣膜组织冗长并向心尖延伸，瓣口显示不佳；CDFI：右心房内可见三尖瓣反流血流导致涡流形成，但未见明显反流血流起源点（图3-1-4，图3-1-5）。

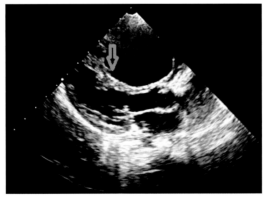

图 3-1-1　（动态）腔室比例改变：胸骨旁左室长轴切面示右心室明显扩大，室间隔凸向左室侧，右室流出道内可见异常组织漂动（箭头）

◆ 胸骨旁右室流出道切面：三尖瓣瓣口为隔叶、后叶的交界区，右心室仅剩下较小的漏斗部；CDFI：三尖瓣瓣口舒张期前向血流直冲肺动脉，收缩期可见大量反流血流信号（图 3-1-6）。

◆ 剑下右室流出道切面：三尖瓣瓣口为隔叶、后叶的交界区，右心室仅剩下较小的漏斗部；CDFI：三尖瓣瓣口舒张期前向血流直冲肺动脉，收缩期可见大量反流血流信号（图 3-1-7）。

◆ 剑下两房切面：可见房间隔回声中断；CDFI：心房水平右向左分流血流信号（图 3-1-8）。

综合以上超声心动图检查结果，患者右心房明显增大，三尖瓣隔叶、后叶附着位置明显下移，功能三尖瓣瓣口下移且直对肺动脉口，收缩期探及大量反流血流信号。提示：三尖瓣下移畸形（Carpentier D 型）并三尖瓣重度关闭不全，房间隔缺损。

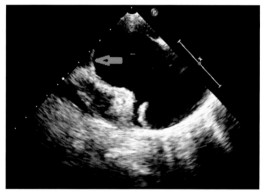

图 3-1-2 （动态）三尖瓣后叶附着位置异常：胸骨旁右室流入道切面示原三尖瓣后叶附着位置光滑，未见明显瓣叶组织附着，前叶瓣膜组织冗长并向心尖延伸，瓣口显示不佳（箭头）

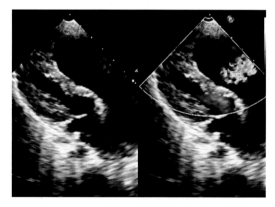

图 3-1-3 （动态）三尖瓣反流：胸骨旁右室流入道切面示右心房内可见三尖瓣反流血流导致涡流形成，但未见明显反流血流起源点

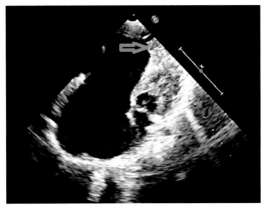

图 3-1-4 （动态）三尖瓣隔叶附着位置异常：胸骨旁四心腔切面示原三尖瓣隔叶附着位置光滑，未见明显瓣叶组织附着，前叶瓣膜组织冗长并向心尖延伸，瓣口显示不佳（箭头）

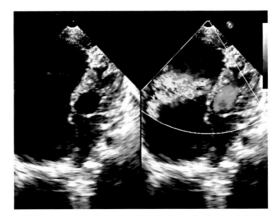

图 3-1-5 （动态）三尖瓣反流：胸骨旁四心腔切面示右心房内可见三尖瓣反流血流导致涡流形成，但未见明显反流血流起源点

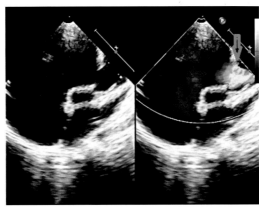

图 3-1-6 （动态）三尖瓣瓣口：胸骨旁右室流出道切面示三尖瓣瓣口为隔叶、后叶的交界区，前向血流直冲肺动脉（箭头）

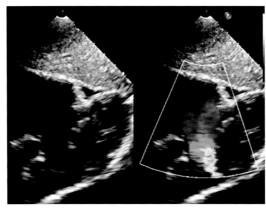

图 3-1-7 （动态）三尖瓣瓣口：剑下右室流出道切面示三尖瓣瓣口为隔叶、后叶的交界区，前向血流直冲肺动脉

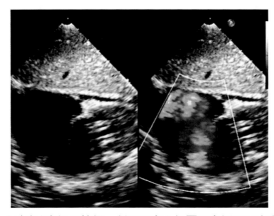

图 3-1-8 （动态）房间隔缺损：剑下两房心切面示房间隔回声中断及右向左分流血流信号

※ 超声提示

Ebstein 畸形（D 型），隔、后叶均下移 6cm 左右，房化右室接近 100%；房间隔缺损，右向左分流。

※ 术中所见

全身麻醉气管插管体外循环下，本欲行 Fontan 术，因房化右室严重，改行 R-Glenn 术，术中见三尖瓣隔、后叶下移几近至心尖，右室几近完全房化，房间隔缺损予以修补，术后恢复良好。

※ 鉴别诊断

Ebstein 畸形需与右心室容量负荷过重的疾病、三尖瓣缺如相鉴别。

◆ 右心容量负荷过重的疾病：相关疾病如肺源性心脏病、房间隔缺损、肺静脉异位引流、肺动脉瓣关闭不全及由其他原因（三尖瓣/右室发育不良、瓣环扩大、瓣膜脱垂等）引起的三尖瓣关闭不全等，鉴别要点为 Ebstein 的三尖瓣隔、后叶下移，前叶冗长累赘。

◆ 三尖瓣缺如：瓣叶及瓣下装置均未发育成形，形成树丛状物附着于右心室的游离壁及室间隔，未能探及瓣膜启闭，鉴别要点为三尖瓣缺如时 CDFI 示血流由右心房进入右心室时，无血流汇聚，但通过瓣口的血流仍是层流。

※ 最终诊断

Ebstein 畸形（D 型），隔、后叶均下移 6cm 左右，房化右室接近 100%；房间隔缺损。

※ 分析讨论

三尖瓣下移畸形，最根本的解剖特征为三尖瓣瓣叶未能附着于正常瓣环位置，功能三尖瓣瓣口向右心室下移。前叶下移较少，瓣叶多冗长，远端通过异常腱索附着于右心室游离壁。下移的瓣叶多为隔叶、后叶，二者的联合处通常为下移的最低点。Carpentier 分型根据三尖瓣的病理解剖特征，即三尖瓣下移程度和畸形特征，将三尖瓣下移畸形分为四种类型：A 型，三尖瓣隔、后叶轻度下移，房化右室较小且可收缩，功能右室足够大；B 型，三尖瓣隔、后叶下移明显，房化右室较大且不能收缩，前叶活动自如；C 型，三尖瓣前叶与右室壁粘连，活动明显受限，导致右室流出道梗阻；D 型，三尖瓣组织形成致密囊袋，右心室几乎完全房化，仅存右室流出道一小部分，房化右室仅通过前、隔叶交界处与右室流出道交通。重症三尖瓣下移畸形，三尖瓣隔、后叶下移明显，二者的联合处超过右心室小梁部与流出道部结合处，功能三尖瓣口朝向右室流出道，甚至直对肺动脉口，如合并右心功能不全，右心室收缩功能降低，顺应性减退，肺动脉收缩期前向血流减少，还可出现功能性肺动脉闭锁。因此，三尖瓣下移的血流动力学改变，根据三尖瓣下移畸形的程度、右室功能不全的程度及是否合并其他心内畸形而有不同的表现。

※ 经验教训

本例患者为 Carpentier D 型，即重型 Ebstein 畸形，可于右室流出道切面见到三尖瓣瓣口直冲肺动脉，隔叶、后叶的交界区通常是房化右室与右室流出道的交通口。但在第一次超声检查的时候，诊断医师把部分畸形的三尖瓣组织误认为是室间隔组织，将功能三尖瓣口误诊为介于左室与房化右室之间的室间隔缺损（图 3-1-9）；第二次复查心脏超声时，上级医师于心室短轴切面显示该处"室间隔回声中断及双向分流血流信号"时，可见室间隔是完整的（图 3-1-10），所谓"室间隔回声中断及双向分流血流信号"其实正是下移的三尖瓣瓣口及往返瓣口的血流信号。

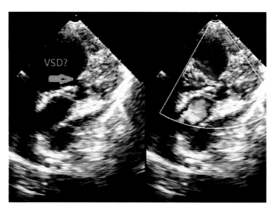

图 3-1-9 （动态）室间隔缺损伪像：胸骨旁非标准四心腔切面示"室间隔回声中断及双向分流血流信号"（箭头）

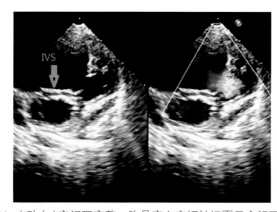

图 3-1-10 （动态）室间隔完整：胸骨旁心室短轴切面示室间隔回声延续性完整（箭头）

※ 病例启示

通常在诊断三尖瓣下移畸形时，我们都惯于向右室心尖部（即肌小梁部）去寻找下移的瓣膜附着位置及三尖瓣瓣口，往往忽略了重症三尖瓣下移畸形即 Carpentier D 型三尖瓣下移畸形时，右心室几乎接近完全房化，功能三尖瓣瓣口已经向左上移至右室小梁部与流出道部的结合处，直对肺动脉口，导致在常规显示右室流入道部及肌小梁部的切面无法探及下移的三尖瓣瓣口，从而出现类似于本例患者第一次超声检查时的误判。

（张　瑜）

第二节　闭合性外伤致三尖瓣腱索断裂一例

※ 病史

患者男性，25 岁，因高处坠落并重物打击胸外伤 2 小时，急诊送入我院诊治。患者神智清，自诉胸痛，既往无高血压病史，伤后有咯血。

※ 体格检查

血压 100/60mmHg。生长发育差，体型瘦小，心尖区搏动稍减弱。心率 90 次 / 分，律齐。胸骨左缘第三、第四肋间可闻及收缩期杂音。

※ 超声心动图

◆ 胸骨旁右室流入道切面：三尖瓣前、后叶附着位置正常，前叶可见连枷样运动，部分瓣膜组织收缩期脱入右心房，心包腔内可见液性暗区包绕；CDFI：右心房内可见偏向后叶侧的三尖瓣反流血流信号（图 3-2-1）。

◆ 胸骨旁四心腔切面：三尖瓣前、隔叶附着位置正常，前叶可见连枷样运动，部分瓣膜组织收缩期脱入右心房，心包腔内可见液性暗区包绕；CDFI：右心房内可见偏向隔叶侧的三尖瓣反流血流信号（图 3-2-2）。

◆ 胸骨旁四心腔切面：CWD 示收缩期源自三尖瓣瓣口反流血流，峰值流速为 262cm/s，峰值压差为 27mmHg（图 3-2-3）。

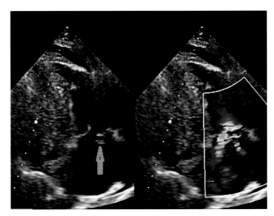

图 3-2-1 （动态）三尖瓣前叶连枷样运动及瓣膜脱垂：胸骨旁右室流入道切面示三尖瓣前、后叶附着位置正常，前叶可见连枷样运动，部分瓣膜组织收缩期脱入右心房，心包腔内可见液性暗区包绕，CDFI：右心房内可见偏向后叶侧的三尖瓣反流血流信号（箭头）

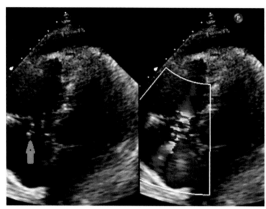

图 3-2-2 （动态）三尖瓣前叶连枷样运动及瓣膜脱垂：胸骨旁四心腔切面示三尖瓣前、隔叶附着位置正常，前叶可见连枷样运动，部分瓣膜组织收缩期脱入右心房，心包腔内可见液性暗区包绕，CDFI：右心房内可见偏向隔叶侧的三尖瓣反流血流信号（箭头）

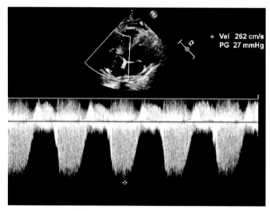

图 3-2-3 三尖瓣反流峰值压差：CWD 测量峰值流速 262cm/s，峰值压差 27mmHg

※ 超声提示

三尖瓣前叶部分腱索断裂并局部瓣膜脱垂，三尖瓣中度关闭不全；少-中量心包积液。

※ 鉴别诊断

三尖瓣腱索断裂多需与 Ebstein 畸形、三尖瓣缺如相鉴别。

◆ Ebstein 畸形：即三尖瓣下移畸形通常为隔、后叶下移，前叶冗长累赘，功能三尖瓣瓣口向右心室心尖部下移，收缩期可见反流血流信号，但三尖瓣腱索断裂并瓣膜脱垂时，瓣膜本身的附着位置是正常的。

◆ 三尖瓣缺如：瓣叶及瓣下装置均未发育成形，形成树丛状物附着于右心室的游离壁及室间隔，未能探及瓣膜启闭，CDFI 示血流由右心房进入右心室时，无血流汇聚，但通过瓣口的血流仍是层流。

※ 肺部 CT 平扫 + 增强

右上肺尖占位。

※ 最终诊断

三尖瓣部分腱索断裂并中度关闭不全；右上肺癌。

※ 分析讨论

该患者为胸部闭合性外伤急诊送入我院诊治，第一次急诊床旁超声检查时，由于患者合并血气胸，经胸透声极差，检查医师仅能探及少量心包积液，右心房、右心室无明显增大，四心腔比例尚可，但右心房内收缩期可见大量五彩镶嵌的湍流血流信号，鉴于该患者是胸部闭合性外伤，考虑其冲击力可能致三尖瓣腱索损伤从而导致急性三尖瓣关闭不全，且以往已经有多例类似的闭合性外伤后房室瓣腱索甚至是乳头肌断裂病例的报道，建议临床医师待患者病情稳定后复查常规心脏彩超，因此才有了以上提到的超声心动图表现及诊断结果。该患者按诊疗常规应转入心脏外科接受三尖瓣修复术治疗，但因行胸部 CT 检查时意外发现其右上肺占位性病变，只能先行右上肺癌根治术，暂缓处理三尖瓣问题。一个月后，该患者复查心脏彩超，三尖瓣关闭不全程度、右心房和右心室内径扩大程度以及肺动脉压增高程度较前均无明显变化，考虑患者右上肺癌术后正在接受化疗，故暂不予处理三尖瓣问题，嘱患者定期复查心脏彩超进行评估。

※ 经验教训

该病例在诊断过程中，应该引起注意的是在急诊床旁超声检查时，尽管由于患者经胸及剑下透声极差，检查医师没有探测到三尖瓣前叶腱索断裂并瓣膜脱垂的直接征象，但根据以往的经验，"想"到了该情况，建议患者病情好转后再次进行常规心脏超声检查以明确诊断，避免贻误患者的诊断和治疗。后期患者接受右上肺癌术后行化疗的过程中，提示检查医师复查心脏彩超观察三尖瓣反流情况，进而选择下一步治疗方案。

※ 病例启示

三尖瓣腱索断裂和瓣叶撕裂症状较隐匿，早期往往表现为劳力性呼吸困难及乏力，长期得不到治疗，临床上最终会发展为体循环静脉淤血、肝脏肿大等右心衰竭表现，患者常因为这些症状至医院就诊时，才发现有三尖瓣腱索断裂致瓣膜脱垂的改变，届时病因已不可考。所以，在遇到类似胸背部闭合性外伤的患者时，心脏超声检查务必注意房室瓣是否有异常情况。

（张　瑜）

第三节 难以分辨的三尖瓣脱垂

※ **病史**

患者男性，31岁，69kg，活动后胸闷心悸、气促不适，曾于当地医院检查时发现心脏杂音，行心脏彩超检查示三尖瓣脱垂并关闭不全。未做特殊处理。病程中，患者时有胸闷、心悸、气促，休息后可自行缓解，无明显咳嗽、咳痰、咯血，无夜间阵发性呼吸困难及不能平卧，否认外伤史、晕厥病史。自发病以来，患者精神可，饮食稍差，睡眠可，二便正常。

※ **体格检查**

体温36.2℃，脉搏90次/分，呼吸20次/分，血压90/60mmHg。神清，无颈静脉充盈，口唇稍发绀；双肺呼吸音粗，无啰音，心前区无隆起，心脏浊音界扩大，心率90次/分，窦性心律，三尖瓣听诊区闻及Ⅲ级收缩期杂音，无传导；腹平软，肝脾未触及，双下肢不肿，周围血管征阴性。

※ **超声心动图**

◆ 左室长轴切面：右心室内径明显增大，左心室相对较小，室间隔运动异常，右室前壁、室间隔未见明显增厚；CDFI：未见明显异常血流信号（图3-3-1）。

◆ 心尖四心腔切面：右心室、右心房内径明显增大，左心室、左心房内径相对较小，三尖瓣瓣叶卷曲，瓣叶收缩期明显脱入右心房，超过三尖瓣瓣环水平2mm，瓣叶

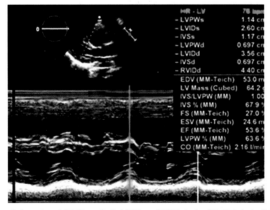

图3-3-1 右心室明显增大，室间隔运动异常：左室长轴M型超声心动图示右心室明显增大，室间隔运动异常

回声未见明显增强，四心腔切面疑似前叶、隔叶均有瓣叶脱垂；CDFI：可见收缩期三尖瓣大量反流血流信号，范围达右心房顶部，未见反流明显偏心（图 3-3-2，图 3-3-3）。

◆ 右心室流入道切面：三尖瓣后叶收缩期明显脱入右心房，未见前叶脱垂；CDFI：可见收缩期三尖瓣大量反流血流信号，范围达右心房顶部，未见反流明显偏心（图 3-3-4）。

◆ 心底大动脉短轴切面：疑似三尖瓣前叶腱索呈连枷样活动（图 3-3-5）。

◆ 剑下切面：三尖瓣瓣叶脱垂，收缩期部分成连枷样改变（图 3-3-6）。

综合以上二维超声检查，提示三尖瓣瓣叶脱垂（前叶、隔叶、后叶）并重度关闭不全，腱索断裂可能。

建议：经食管超声心动图检查。

经胸实时三维超声心动图：因患者不能耐受经食管超声心动图检查，故改行经胸三

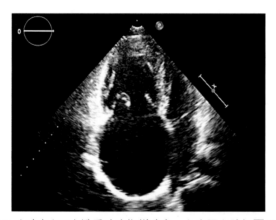

图 3-3-2 （动态）三尖瓣后叶连枷样改变：心尖四心腔切面示三尖瓣后叶连枷样改变

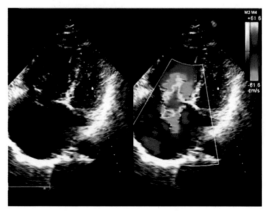

图 3-3-3 三尖瓣脱垂并三尖瓣重度反流：心尖四心腔切面示三尖瓣脱垂并三尖瓣重度反流

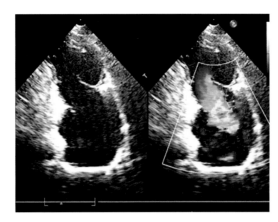

图 3-3-4 （动态）三尖瓣后叶脱垂并重度反流：右室流入道切面示三尖瓣后叶脱垂并重度反流

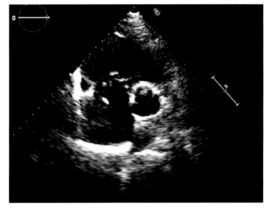

图 3-3-5 疑似三尖瓣前叶腱索连枷改变：大动脉短轴切面示疑似三尖瓣前叶腱索连枷改变

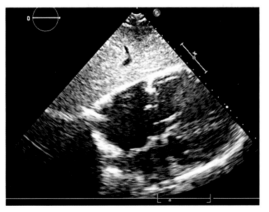

图 3-3-6 （动态）三尖瓣腱索呈连枷样活动：剑下切面示三尖瓣腱索呈连枷样活动

维超声心动图检查。双平面观察显示三尖瓣后叶脱垂，右心室面观察三尖瓣后叶脱垂，前叶较短小，前叶、隔叶活动度稍差；右心房面观察三尖瓣后叶部分腱索收缩期脱入右心房（图 3-3-7 ~ 图 3-3-9）。

※ 术中所见

探测见三尖瓣呈退行性改变：后瓣叶见一束腱索断裂；后瓣隔瓣部分腱索延长，瓣环扩张并重度关闭不全。置成形环一枚，并行人工腱索修复脱垂三尖瓣后叶术。术中心脏食管超声心动图：三尖瓣少量反流，MPG 1mmHg，TVmax：141cm/s（图 3-3-10，图 3-3-11）。

※ 鉴别诊断

三尖瓣后叶脱垂、腱索断裂多需与三尖瓣缺如、三尖瓣赘生物形成、三尖瓣下移畸形及风湿性瓣膜心脏病相鉴别。

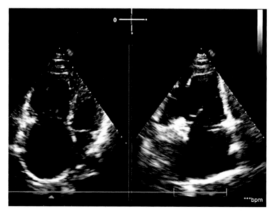

图 3-3-7　三尖瓣后叶脱垂：双平面超声示三尖瓣后叶脱垂

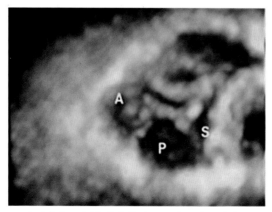

图 3-3-8　（动态）三尖瓣后叶脱垂：经胸三维超声右心室面观示三尖瓣后叶脱垂

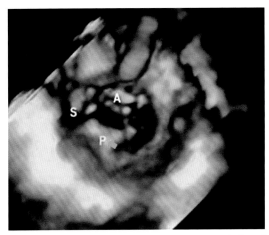

图 3-3-9 （动态）三尖瓣后叶腱索呈连枷样活动：经胸三维超声右心房面观示三尖瓣后叶腱索呈连枷样活动（箭头）

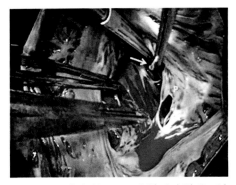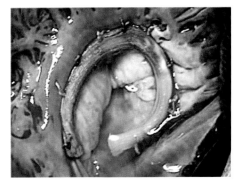

图 3-3-10 术中所见：三尖瓣后叶脱垂，腱索断裂（箭头）

图 3-3-11 术中所见：三尖瓣成形术后

◆ 三尖瓣缺如：三尖瓣缺如是一种罕见的先天性心脏病，最早于 1964 年由 Kanju 等报道，主要特点为右侧的房室口正常，但无瓣膜及瓣下结构，只见条索状物附着于右心室游离壁及室间隔，由于右室收缩功能较差，肺循环血流依靠右房及右室流出道的泵功能来维持，会出现心房水平的右向左分流，超声心动图仔细观察可以鉴别，三尖瓣脱垂时瓣叶组织存在，仅是收缩期脱向心房侧。

◆ 三尖瓣赘生物形成：感染性心内膜炎累及三尖瓣相对较少见，在发达国家，三尖瓣心内膜炎主要发生于无心脏病史、静脉滥用药物者。我国以先天性心脏病基础上发生多见。致心内膜炎的病原菌中以金黄色葡萄球菌最常见，占 50% ~ 80%，超声心动图可见瓣膜上有异常回声附着，随瓣叶运动活动度较大，收缩期进入心房，舒张期进入心室，引起瓣膜损害，关闭不全。结合患者有高热病史及血液检查可诊断。有部分病例无典型临床表现及血液检查，超声图像与瓣叶脱垂较难鉴别，需要超声多切面观察，明确是新生物还是本身瓣膜结构之后再作诊断。

◆ 三尖瓣下移畸形：Ebstein 畸形即三尖瓣隔瓣和（或）后瓣偶尔连同前瓣下移附着于近心尖的右室壁，占先天性心脏病比例小于 1.0%，偶有家族史。超声心动图显示前叶冗长，呈"船帆"样改变，可与室壁粘连，隔叶和（或）后叶瓣叶附着点位置向心尖部移位，成人诊断标准三尖瓣瓣根部与二尖瓣前叶瓣根附着点距离大于 1.5 ~ 2.0cm，形成房化右室，导致三尖瓣瓣叶关闭不拢、反流，超声心动图多切面观察可鉴别瓣叶附着部位及反流起始位置。

◆ 风湿性瓣膜心脏病：风湿性二尖瓣、主动脉瓣病变引起功能性三尖瓣反流，二尖瓣和（或）主动脉瓣增厚、钙化、粘连，二尖瓣口可呈"鱼口"样改变，导致二尖瓣和（或）主动脉瓣狭窄、关闭不全，三尖瓣瓣叶无明显病变改变。心腔扩大、瓣环扩大和肺动脉压力升高导致三尖瓣关闭不全，从而导致瓣膜关闭不全，患者可有风湿活动病史。超声心动图可显示病变二尖瓣和（或）主动脉瓣情况，测量评估狭窄、关闭不全程度，观察三尖瓣瓣膜有无病变、瓣叶脱垂，可以鉴别。

※ 最终诊断

三尖瓣后叶脱垂、腱索断裂，三尖瓣重度关闭不全。

※ 分析讨论

瓣膜脱垂多数认为与瓣膜组织变性、黏多糖增多增厚及排列紊乱有关，瓣膜及腱索增厚、冗长，但张力减低，以二尖瓣脱垂多见，青年女性多见，三尖瓣脱垂少见。瓣膜脱垂可作为一种疾病，也可作为一种临床表现存在于某些疾病中。脱垂的发生机制是由于瓣膜与瓣口之间的不均衡，或瓣膜乳头肌、腱索等支持结构间的不平衡，使瓣膜在心室的收缩期活动受限。三尖瓣脱垂以胸部外伤或感染性心内膜炎所致报道较多，有文献认为三尖瓣脱垂常合并二尖瓣脱垂和骨骼发育异常，被认为是瓣膜的先天性发育异常或退行性变。

超声心动图是目前临床上观察心脏瓣膜形态、瓣叶活动等最常使用的方法。通过测定反流束面积和程度、瓣膜血流动力学、肺动脉压力等指标综合评估三尖瓣反流。目前计算瓣膜反流量的方法有容量计算法和近端等速表面积法（PISA 法）两种。准确诊断瓣叶脱垂位置，是否合并腱索断裂，对于进一步治疗有很大帮助。此患者二维超声检查初步诊断为"三尖瓣前、后、隔叶瓣叶脱垂，腱索断裂可能"，经过仔细扫查发现二维图像有重叠，四心腔切面、短轴切面及剑下切面均是探头扫查靠后位置时观察到瓣叶脱垂，而且多切面观察三尖瓣反流无明显偏心性，诊断疑仅后叶脱垂合并腱索断裂，应用三维超声对诊断有很大帮助。

※ 经验教训

由于右心系统压力较低，所以三尖瓣发生病变的概率较主动脉瓣和二尖瓣低，临床较少见，而且三尖瓣瓣叶为三叶，闭合线呈"Y"形，二维超声观察需要多切面动态观察，仔细区分前叶、隔叶、后叶，特别在腔室增大、瓣叶病变时，容易混淆，运用三维超声可帮助明确诊断。

※ 病例启示

由于三尖瓣病变、脱垂相对于二尖瓣和主动脉瓣病变少见，容易忽略，特别是准确判断具体瓣叶位置时，一定要充分理解三尖瓣三个瓣叶的空间位置关系及与超声切面的联系，多切面连续扫查，不能武断诊断，如不能武断认为四心腔切面扫查到的一定是三尖瓣前叶和隔叶，特别是在心腔扩大和瓣膜病变时，必要时可用经食管或经胸实时三维超声帮助诊断。

（王庆慧）

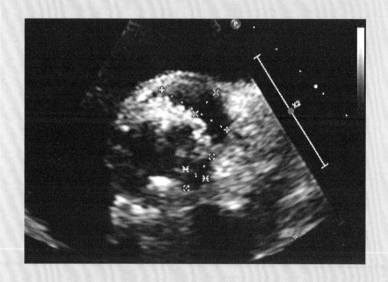

【第四章】

主动脉瓣畸形

第一节　疑似人工主动脉瓣周脓肿的多发性大动脉炎一例

※ 病史

患者男性，25 岁。因持续性发热、乏力、右上肢疼痛就诊。无胸痛、呼吸困难及双下肢水肿。1 个月前因主动脉瓣病变于当地医院行人工主动脉瓣置换术。行心脏超声检查示人工主动脉瓣周可见无回声区，诊断为人工主动脉瓣置换术后瓣周脓肿，予抗感染、降温等治疗，疗效不佳。既往无结核史。临床初步诊断为人工主动脉瓣置换术后瓣周脓肿可能。

※ 体格检查

体温 39.3℃，血压双上肢不等，左上肢 115/70mmHg，右上肢血压未能测出。心率 95 次 / 分，律齐。胸骨右缘第二肋间可闻及机械瓣咔喇音。

※ 超声心动图

◆ 胸骨旁左室长轴切面：X-Plane 双平面成像示主动脉后壁与二尖瓣连接部的无回声区（图 4-1-1）；三维全容积成像示人工主动脉瓣旁无回声结构（图 4-1-2）。

◆ 大动脉短轴切面：人工主动脉瓣瓣周 11 点 –3 点方向探及无回声区，大小约 2.4cm × 0.9cm，4 点 –6 点方向探及无回声区，大小约 1.3cm × 0.7cm（图 4-1-3）。

◆ 经食管超声心动图：人工主动脉瓣瓣周 4 点 –6 点方向探及无回声区（图 4-1-4，图 4-1-5）。

◆ 心尖五心腔切面：人工主动脉瓣功能良好，未见明显狭窄及瓣周漏（图 4-1-6）；右颈总动脉起始段及右侧锁骨下动脉起始段内中膜弥漫性增厚，右锁骨下动脉起始段管腔闭塞，符合多发性大动脉炎（头臂型）的表现（图 4-1-7 ～ 图 4-1-9）。

综合以上超声心动图检查结果，患者人工主动脉瓣置换术后人工机械瓣启闭灵活，无明显狭窄及瓣周漏，异常表现为人工主动脉瓣瓣周探及无回声区。提示：人工主动脉瓣置换术后瓣周脓肿可能。

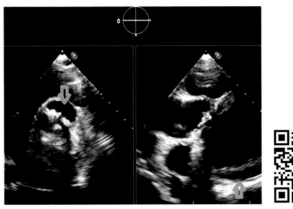

图 4-1-1 （动态）主动脉后壁与二尖瓣连接部的无回声区：胸骨旁左室长轴切面 X-Plane 双平面成像示主动脉后壁与二尖瓣连接部的无回声区（箭头）

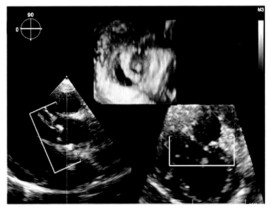

图 4-1-2 人工主动脉瓣旁无回声结构：胸骨旁左室长轴切面三维全容积成像示人工主动脉瓣旁无回声结构

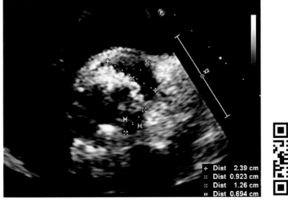

图 4-1-3 （动态）人工主动脉瓣瓣周探及无回声区：大动脉短轴切面示人工主动脉瓣瓣周 11 点 -3 点方向探及无回声区，大小约 2.4cm×0.9cm，4 点－6 点方向探及无回声区，大小约 1.3cm×0.7cm

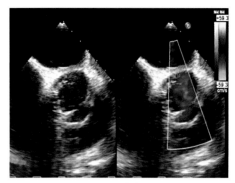

图 4-1-4　人工主动脉瓣瓣周探及无回声区：经食管三维超声示人工主动脉瓣瓣周探及无回声区

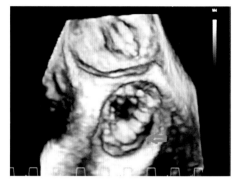

图 4-1-5　人工主动脉瓣瓣周探及无回声区：经食管三维超声示人工主动脉瓣瓣周 4 点 – 6 点方向探及无回声区

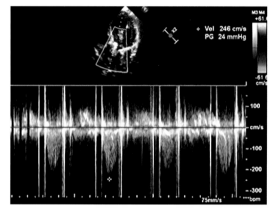

图 4-1-6　（动态）人工主动脉瓣未见明显狭窄及瓣周漏：心尖五心腔切面示人工主动脉瓣瓣启闭良好，未见明显狭窄及瓣周漏；人工主动脉瓣瓣收缩期峰值血流速度约 246cm/s，峰值压差约 24mmHg

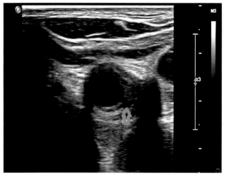

图 4-1-7　右颈总动脉起始段内中膜弥漫性增厚：右颈总动脉短轴切面示内中膜弥漫性增厚（箭头）

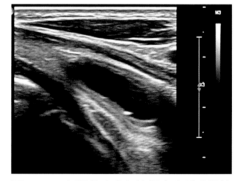

图 4-1-8　右颈总动脉起始段内中膜弥漫性增厚：右颈总动脉长轴切面示内中膜弥漫性增厚

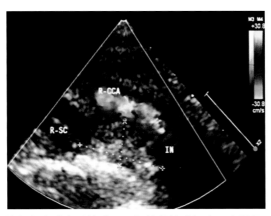

图 4-1-9　右锁骨下动脉起始段内中膜弥漫性增厚，起始段管腔闭塞：右锁骨下动脉长轴切面示内中膜弥漫性增厚，管腔内探及实质性低回声充填，大小约 2.5cm×1.1cm

※ 超声提示

人工主动脉瓣置换术后瓣周脓肿可能。

※ 大血管 CT

升主动脉管壁毛糙欠光滑，周围薄层低密度影环绕，管壁增厚。管壁多处局限性突起，较大位于左、右冠窦上方，突起处大小约 1.3cm×1.2cm；右颈总动脉近段周围低密度影环绕，管壁增厚，右侧锁骨下动脉闭塞。符合多发性大动脉炎表现。

诊断：多发性大动脉炎（头臂型）（图 4-1-10，图 4-1-11）。

※ 鉴别诊断

多发性大动脉炎所致的人工主动脉瓣瓣周无回声区多应与人工主动脉瓣瓣周脓肿及瓣周漏相鉴别。

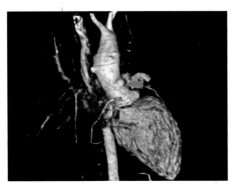

图 4-1-10　主动脉 CT：升主动脉管壁增厚，多处局限性突起（箭头）

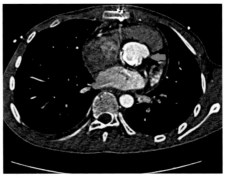

图 4-1-11　主动脉 CT：短轴示升主动脉管壁多处局限性突起（箭头）

◆ 人工主动脉瓣瓣周脓肿：该患者无明显心脏杂音、未发生左心衰竭。血培养阴性，抗生素治疗效果不佳，而经激素及免疫抑制剂治疗后症状明显好转，多次复查心脏超声人工主动脉瓣周无回声区未见扩大。可基本排除瓣周脓肿。

◆ 人工主动脉瓣瓣周漏：该患者主动脉瓣位人工机械瓣未见明显异常活动，瓣环与周围组织未见分离，仅见少量中心性反流，瓣膜及瓣周未见明显反流血流信号。可基本排除瓣周漏。

※ 最终诊断

多发性大动脉炎；人工主动脉瓣置换术后机械瓣功能未见异常。

※ 分析讨论

多发性大动脉炎多见于青年女性，病因尚不明确，目前多认为可能与链球菌、病毒感染有关的自身免疫性疾病相关，为动脉血管闭塞性炎症。根据受累动脉不同而分为不同的临床类型，其中头臂型最为常见，头部和臂部动脉受累引起上肢无脉症。大动脉炎累及主动脉瓣环或瓣叶病变可引起主动脉瓣关闭不全，发病率为 10% ~ 20%。此病例发病以主动脉瓣损害为主，若术前由于病因诊断不明，未用激素等药物有效控制病变活动，易导致术后并发瓣周漏。大动脉炎活动期，在病情允许的条件下，必须控制病变活动稳定后至少 3 个月再考虑手术治疗。术后仍需长期服药，控制病变活动，将红细胞沉降率控制在正常范围内，以免发生瓣周漏。

本例患者持续性发热，超声心动图扫查人工主动脉瓣瓣周见无回声区，起初考虑为人工主动脉瓣瓣周脓肿。瓣周脓肿多发生在主动脉后壁与二尖瓣前叶之间的疏松组织内。超声表现为主动脉后壁与二尖瓣前叶之间呈囊状改变，内部为低回声或无回声区，与本病例相似。脓肿尚未溃破时，CDFI 显示囊腔内无血流信号，溃破后囊腔即与心腔相通，可见血流进出囊腔，易合并瓣周漏及引起全身脓毒血症。若脓肿较大，将会对人工主动脉瓣造成挤压，影响瓣膜功能，导致人工瓣膜狭窄及关闭不全，CWD 测量其峰值流速及压差，均明显增高，亦可引起瓣膜大量反流。但本病例人工主动脉瓣瓣叶启闭良好，未见明显狭窄及瓣周漏。

仔细回顾本病例超声表现，囊腔内可见血流信号，但并非为溃破后囊腔与心腔相通产生的高速湍流血流信号，而是类似于升主动脉内正常血流信号；再者，该无回声区范围较大，但未对人工主动脉瓣造成挤压，未影响其功能。结合临床，予大剂量抗生素治疗效果不佳，且血培养阴性，不支持瓣周脓肿诊断。另一重要体征为患者体格检查右上肢无脉。进一步扫查颈部及双上肢血管，发现右颈总动脉及右锁骨下动脉起始段内中膜弥漫性增厚，右锁骨下动脉起始段管腔闭塞。符合多发性大动脉炎表现。予激素及免疫抑制剂治疗后症状明显好转，多次复查心脏超声人工主动脉瓣周无回声区未见扩大。于是排除了瓣周脓肿的诊断。

综上所述，该患者为多发性大动脉炎累及主动脉根部，致使主动脉窦部及升主动脉明显扩张，管壁增厚，产生纤维化及慢性炎症反应，导致局部呈局限性突起。在人工主动脉瓣短轴扫查可见瓣周无回声区，虽与瓣周脓肿超声表现相似，但结合患者病史、体格检查、实验室及影像学检查可予鉴别，最终确诊为多发性大动脉炎。

※ 经验教训

人工主动脉瓣置换术后瓣周无回声区多见于瓣周脓肿及瓣周漏，如本病例由多发性大动脉炎累及主动脉根部引起者较为罕见。本病例起初也诊断为瓣周脓肿，结合患者临床表现、体格检查、实验室及大血管CT，尤其是通过右上肢无脉这一重要体征追踪扫查发现右锁骨下动脉及右锁骨下动脉内中膜弥漫性增厚，符合多发性大动脉炎，加之多次复查心脏超声示人工主动脉瓣周无回声区未见扩大及其他改变，最终确诊为多发性大动脉炎。

※ 病例启示

多发性大动脉炎累及主动脉根部，致使其扩张及管壁增厚，局限性突起，超声扫查示人工主动脉瓣瓣周无回声区，与瓣周脓肿较为相似。应多次复查比较无回声区有无扩大，瓣膜功能是否受到影响，再结合患者临床表现、体格检查、实验室及影像学检查作出正确诊断。

（罗庆祎）

第二节 主动脉瓣周脓肿

※ 病史

患者男性，57 岁，气促、咳嗽 1 个月余。患者 2 年前因胸痛发现主动脉瓣二叶畸形，当时未予特殊治疗，胸痛自行缓解。1 个月前因感冒后出现气促、咳嗽，咳黄色泡沫痰，伴活动耐力下降，就诊于当地医院，予对症支持治疗。行心脏彩超检查提示主动脉内团块样回声，未予处理。无胸痛，无发热，无头晕、黑矇、晕厥，无双下肢水肿、夜间阵发性呼吸困难等不适。既往无高血压、冠状动脉粥样硬化性心脏病病史。临床初步诊断为感染性心内膜炎。

※ 体格检查

体温 39.1℃，血压 130/60mmHg。双肺呼吸音粗，右肺稍低，无啰音。心率 120 次/分，律齐，心浊音界向左下扩大，主动脉瓣听诊区可闻及 Ⅲ/Ⅵ级收缩期杂音。双下肢无水肿，端坐呼吸。

※ 超声心动图

◆ 胸骨旁左室长轴切面：全心扩大，主动脉内径增宽，室间隔增厚，主动脉瓣上可探及大小约 2.1cm×1.1cm 的团块样回声；M 型超声心动图：左室后壁运动稍减弱；

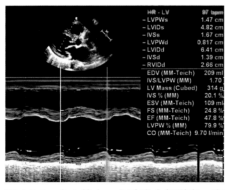

图 4-2-1 全心扩大，主动脉内径增宽，室间隔增厚，左室后壁运动稍减弱：胸骨旁左室长轴切面示全心扩大，主动脉内径增宽，室间隔增厚；M 型超声心动图示左室后壁运动稍减弱

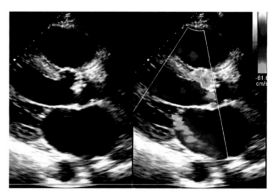

图 4-2-2 主动脉瓣及二尖瓣明显反流：胸骨旁左室长轴切面 CDFI 示舒张期主动脉瓣可见明显反流血流信号，收缩期二尖瓣可见明显反流血流信号

CDFI：舒张期主动脉瓣可见明显反流血流信号，收缩期二尖瓣可见明显反流血流信号（图 4-2-1 ～ 图 4-2-3）。

◆ 大动脉短轴切面：主动脉瓣脱垂，开瓣呈二叶，活动度较大，主动脉瓣上可探及团块样回声（图 4-2-4）。

◆ 心尖五心腔切面：主动脉瓣上可探及团块样回声；CDFI：主动脉瓣收缩期前向血流速度增快，收缩期二尖瓣、三尖瓣可见明显反流血流信号，舒张期主动脉瓣可见明显反流血流信号（图 4-2-5 ～ 图 4-2-7）。

◆ 经食管超声心动图：主动脉瓣脱垂，开瓣呈二叶，主动脉瓣上探及大小约 1.9cm × 1.2cm 的团块样回声，活动度较大，瓣周可探及大小约 2.0cm × 1.2cm 的异常囊状回声，可见交通血流信号（图 4-2-8 ～ 图 4-2-11）。

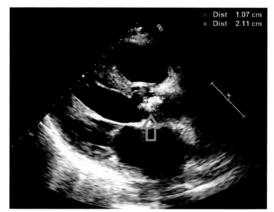

图 4-2-3 （动态）主动脉瓣上团块样回声：胸骨旁左室长轴切面示主动脉瓣上可探及大小约 2.1cm × 1.1cm 的团块样回声（箭头）

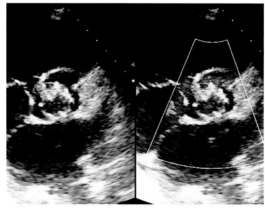

图 4-2-4 （动态）主动脉瓣脱垂，开瓣呈二叶，主动脉瓣上团块样回声：大动脉短轴切面示主动脉瓣脱垂，开瓣呈二叶，活动度较大，主动脉瓣上可探及团块样回声

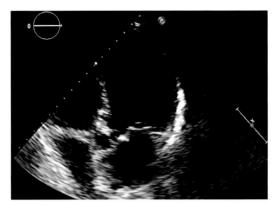

图 4-2-5 （动态）主动脉瓣上团块样回声：心尖五心腔切面示主动脉瓣上可探及团块样回声

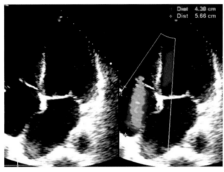

图 4-2-6 二尖瓣、三尖瓣反流：心尖五心腔切面 CDFI 示主动脉瓣收缩期前向血流速度增快；收缩期二尖瓣、三尖瓣可见明显反流血流信号

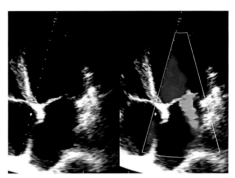

图 4-2-7 二尖瓣反流：心尖五心腔切面 CDFI 示收缩期二尖瓣可见明显反流血流信号

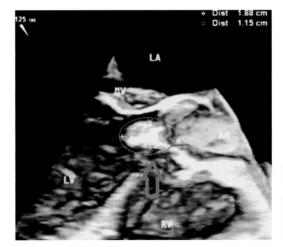

图 4-2-8 （动态）主动脉瓣上团块样回声：经食管三维超声示主动脉瓣上可探及大小约 1.9cm×1.2cm 的团块样回声（箭头）

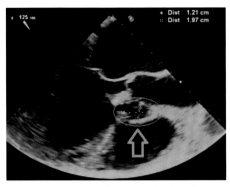 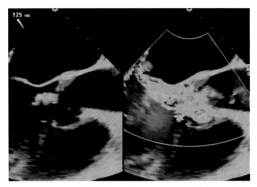

图 4-2-9　主动脉瓣周异常囊状回声：经
食管三维超声示主动脉瓣周可探及大小约
2.0cm×1.2cm 的异常囊状回声（箭头）

图 4-2-10　主动脉瓣周交通血流：经食管三维超
声示主动脉瓣周可见交通血流信号

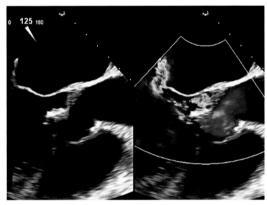

图 4-2-11　（动态）主动脉瓣周异常囊状回声，可见交通血流：经食管三维超声示主动脉瓣周可探及大小
约 2.0cm×1.2cm 的异常囊状回声，可见交通血流信号

综合以上超声心动图检查结果，患者全心扩大，主动脉内径增宽；室间隔增厚，左室
后壁运动稍减弱；主动脉瓣脱垂，开瓣呈二叶，主动脉瓣狭窄，可见明显反流。异常表现
主要为主动脉瓣上可见团块样回声，瓣周可见异常囊状回声，其内可见交通血流信号。提
示：主动脉瓣病变（二叶畸形，赘生物及瓣周脓肿形成）；主动脉瓣中度狭窄并中度关闭
不全。

※ 超声提示

主动脉瓣病变（二叶畸形，赘生物及瓣周脓肿形成）；主动脉瓣中度狭窄并中度关闭
不全。

※ 大血管 CT

主动脉瓣二叶畸形，主动脉瓣增厚、钙化、狭窄；主动脉窦部约 3.7cm，升主动脉约

3.8cm，主动脉弓前约 3.2cm，主动脉弓部约 2.9cm，降主动脉约 2.4cm。

诊断：主动脉瓣病变（二叶畸形，赘生物及瓣周脓肿形成）；主动脉瓣狭窄；主动脉内径增宽（图 4-2-12）。

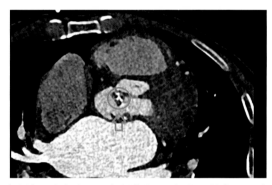

图 4-2-12　大血管 CT：主动脉瓣二叶畸形，主动脉瓣增厚、钙化、狭窄；主动脉瓣周约 2 点钟方向可探及稍低密度团块样病灶（图上箭头所示）；主动脉窦部约 3.7cm，升主动脉约 3.8cm，主动脉弓前约 3.2cm，主动脉弓部约 2.9cm，降主动脉约 2.4cm

※ 术中所见

主动脉瓣二叶畸形，左右交界处可见范围约 2.0cm×1.0cm 的瓣周脓肿，形成瘘管。二尖瓣后叶发育不良，瓣叶短小，对合不良。对患者行"全身麻醉体外循环显微镜下主动脉瓣置换 + 主动脉瓣周脓肿清除 + 主动脉瓣赘生物清除 + 主动脉瓣环部分重建 + 二尖瓣置换 + 三尖瓣成形术"，术后恢复好。

※ 病理检查

主动脉瓣 + 二尖瓣组织送检结果显示纤维增生伴玻璃样变性及黏液样变性。

※ 鉴别诊断

主动脉瓣周脓肿多需与主动脉瓣膜穿孔、主动脉窦瘤、先天性主动脉瓣上狭窄和先天性主动脉瓣下狭窄、原发性肥厚型梗阻性心肌病相鉴别。

◆ 主动脉瓣膜穿孔：该患者超声心动图检查未见瓣膜形态异常或裂隙，可基本排除主动脉瓣膜穿孔。

◆ 主动脉窦瘤：该患者出现气促、咳嗽、咳黄色泡沫痰，伴活动耐力下降，超声心动图检查未见主动脉瓣局部菲薄膨出，形成瘤样结构，可基本排除。

◆ 先天性主动脉瓣上狭窄和先天性主动脉瓣下狭窄：此类患者发病年龄较轻，而主动脉瓣狭窄的患者较少在 20 岁以前发病。超声心动图检查可明确诊断。

◆ 原发性肥厚型梗阻性心肌病：超声心动图可以明确诊断，患者常有室间隔肥厚，左室流出道狭窄、血流增快，以及二尖瓣前叶 SAM 现象。

※ 最终诊断

主动脉瓣病变（二叶畸形，赘生物及瓣周脓肿形成）；主动脉瓣中度狭窄并中度关闭不全。

※ 分析讨论

瓣周脓肿常发生于主动脉根、二尖瓣环、室间隔和心肌等处，以主动脉根部最多见，而且进展较快，预后较差。多数瓣周脓肿可造成瓣膜关闭不全、心包炎或传导系统功能障碍等。需进行主动脉瓣置换术的患者约 52% 是主动脉根部脓肿，而尸检结果表明 86% 患者的瓣环周围可发生单个或多个瓣周脓肿，发生率较高。累及左冠瓣及无冠瓣者，感染通常沿主动脉瓣与二尖瓣之间的纤维组织扩散，在二尖瓣前叶基底部形成感染或脓肿，也可沿主动脉与左心房之间的组织间隙或房间隔扩散；右冠瓣感染者，通常从主动脉根扩散到膜部和肌部室间隔，随后扩散到右心室或右室流出道。目前，经食管超声心动图对主动脉瓣周脓肿具有较高的诊断性，其超声表现为瓣周组织增厚，呈弱回声改变，局部可以有血流进入脓腔。

本例患者因感冒后出现气促、咳嗽、咳黄色泡沫痰，伴活动耐力下降，就诊于当地医院，行心脏超声检查提示主动脉内团块样回声，由于当时患者的临床症状和体征并无特异性，便未予处理。之后患者感胸痛、发热、气促、咳嗽、端坐呼吸等症状加重，遂就诊于我院，行心脏超声检查示主动脉瓣脱垂，开瓣呈二叶，主动脉瓣狭窄，可见明显反流；主动脉瓣上可见团块样回声，瓣周可见异常囊状回声，其内可见交通血流信号，提示主动脉瓣病变：主动脉瓣二叶畸形，主动脉瓣赘生物及瓣周脓肿可能，主动脉瓣中度狭窄并轻-中度关闭不全。经食管超声心动图进一步检查确诊为主动脉瓣病变（二叶畸形，赘生物及瓣周脓肿形成），主动脉瓣中度狭窄并中度关闭不全。

※ 经验教训

本例患者由于临床症状和体征无特异性，当地医院心脏超声检查未做出明确诊断。对于主动脉瓣周脓肿的患者，除了考虑其临床表现和体征外，还应多切面仔细扫查，结合相关血流及频谱，慎重诊断。经食管超声心动图作为进一步检查的首选，不仅可以明确其大小、位置、相邻解剖结构，对主动脉瓣周脓肿更具有较高的诊断性。

当超声心动图诊断高度怀疑为主动脉瓣周脓肿，但临床表现不典型，确诊存在困难时，还应结合其他影像学检查如 CT 或 MRI 等。

※ **病例启示**

超声心动图是诊断主动脉瓣周脓肿的重要检查手段，对于主动脉瓣周脓肿的患者，应全面多方位多角度扫查，并结合其他相关检查，明确诊断，以便于临床下一步的治疗和评估。

（丁云川　张　键）

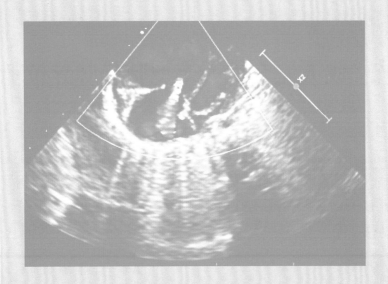

【第五章】

肺静脉异位引流

第一节　成人完全性心上型肺静脉异位引流一例

※ 病史

患者男性，42 岁，发现心脏病 30 年。患者于 30 年前体检发现心脏疾病，外院心脏彩超示先天性心脏病，房间隔缺损，肺动脉高压。患者未予重视，未予诊治。平素活动后感气促、胸闷、口唇发绀，无咳粉红色泡沫痰、无蹲踞现象。既往史：否认肝炎、伤寒、结核等传染病史。临床初步诊断为先天性心脏病，房间隔缺损，肺动脉高压。

※ 体格检查

血压 110/70mmHg，心率 86 次 / 分，律齐，口唇稍发绀，心脏浊音界向右扩大，胸骨左缘第二、第三肋间可闻及 Ⅱ / Ⅵ级收缩期杂音。

※ 超声心动图

◆ 大动脉短轴切面：主肺动脉外侧见一明显增宽、呈瘤样改变的无回声管腔，最宽处内经约 4.6cm，CDFI 示其内充满红蓝相间的湍流血流信号，PWD 示频谱为肺静脉血流频谱特点（图 5-1-1 ~ 图 5-1-3）。

◆ 胸骨旁心尖四心腔切面：右心房、右心室明显扩大，左房壁未见肺静脉开口，左房外侧见一内径较宽的无回声腔与左房无交通，心尖非标准切面示至少有三支肺静脉汇入该无回声腔，形成共同静脉干（图 5-1-4，图 5-1-5）。

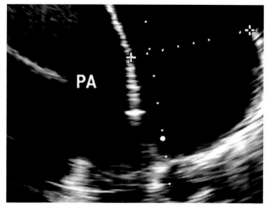

图 5-1-1　主肺动脉外侧见一粗大的无回声管腔：大动脉短轴切面示主肺动脉外侧见一明显增宽，呈瘤样改变的无回声管腔；PA，肺动脉

◆ 剑下双房切面：房间隔回声延续中断约 3.0cm，CDFI：心房水平右向左分流信号
（图 5-1-6，图 5-1-7）。

◆ 胸骨上窝切面示左侧降主动脉旁丰富向上的红色连续性血流信号（垂直静脉），引
流途径为共同肺静脉干经垂直静脉入左无名静脉，最后注入右上腔静脉，沿途各
静脉扩张，血流量增多，未探及狭窄（图 5-1-8）。

综合以上超声心动图检查结果，患者右室、右房明显增大，左房壁未见肺静脉开口，
四支肺静脉汇合形成一共同静脉干；房间隔缺损，心房水平右向左分流。异常表现主要为
左房外侧见一内径较宽的无回声腔，向上走行经垂直静脉入左无名静脉，最后注入右上
腔静脉。提示：先天性心脏病：完全性心上型肺静脉异位引流；房间隔缺损，继发孔约
3.0cm，右向左分流。

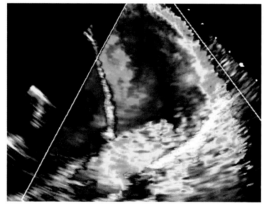

图 5-1-2 （动态）主肺动脉外侧粗大的无回声管腔内的湍流血流：大动脉短轴切面 CDFI 示肺动脉外侧呈
瘤样改变的无回声管腔内充满红蓝相间的湍流血流信号

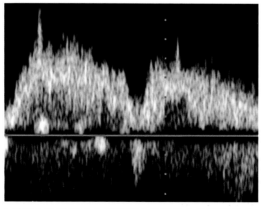

图 5-1-3 主肺动脉外侧粗大的无回声管腔内血流频谱为肺静脉血流频谱特点：PWD 示主肺动脉外侧粗大
的无回声管腔内血流频谱为肺静脉血流频谱特点

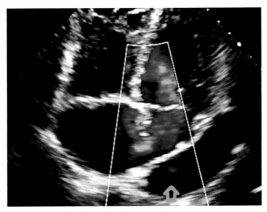

图 5-1-4 （动态）左房外侧见一无回声腔（共同肺静脉干，CPV）：心尖四心腔切面示左房较小，左房壁未见肺静脉开口，左房外侧见一内径较宽的无回声腔（箭头）

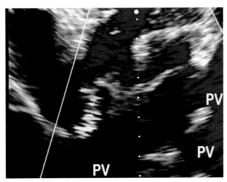

图 5-1-5 左房外侧无回声腔可见肺静脉汇入：非标准心尖四心腔切面示左房外侧见一无回声腔至少有三支肺静脉汇入，形成共同静脉干；PV：肺静脉

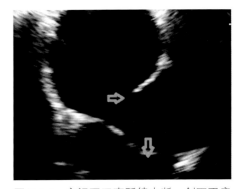

图 5-1-6 房间隔回声延续中断：剑下双房心切面示房间隔回声延续中断（向右箭头）

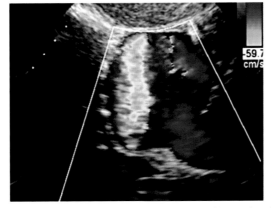

图 5-1-7 （动态）心房水平房间隔回声中断处右向左分流：剑下双房心切面示心房水平房间隔回声中断处右向左分流血流信号

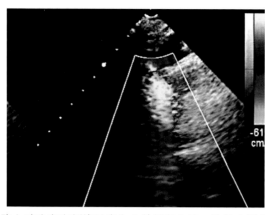

图 5-1-8 （动态）降主动脉旁左侧缘异常向上的红色血流：胸骨上窝切面示左侧降主动脉旁的丰富向上的红色连续性血流（垂直静脉）

※ 超声提示

先天性心脏病：完全性肺静脉异位引流（心上型），房间隔缺损，继发孔约 3.0cm，右向左分流，肺动脉收缩压（pulmonary artery systolic pressure，PASP）约 80mmHg。

※ 心脏双源 CT

四支肺静脉汇合成一腔后沿心左缘上行后经上腔静脉汇入右心房。房间隔缺损，缺损处内径约 3.7cm。上腔静脉扩张，内径约 2.9cm。

诊断：先天性心脏病：完全性肺静脉异位引流（心上型），房间隔缺损（图 5-1-9）。

※ 鉴别诊断

完全性肺静脉异位引流（心上型）多需和左房三房心、永存左上腔静脉、部分性肺静

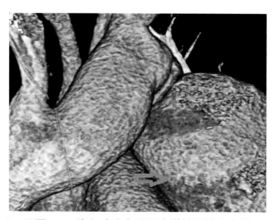

图 5-1-9 双源 CT：降主动脉旁可见瘤样扩张的垂直静脉（箭头）

脉异位引流相鉴别：

- ◆ 左房三房心：左房外侧的共同静脉干需与三房心鉴别。三房心左房内有分隔将左房分为真房和副房，真左房与副房之间可见交通口，CDFI 可见交通血流信号。而共同静脉干位于左房外，与左房不存在交通口及血流信号，可以此鉴别。
- ◆ 永存左上腔静脉：位置与心上型完全性肺静脉异位引流的垂直静脉相同，但其内为蓝色血流向下引流，频谱为负向。与左无名静脉多不相连，多回流至冠状静脉窦，导致窦口增宽。
- ◆ 部分性肺静脉异位引流：完全性肺静脉异位引流，四条肺静脉均未回流到左房，几乎合并房间隔缺损或卵圆孔未闭，房水平右向左分流；部分性肺静脉异位引流至少有一支肺静脉开口于左房，不一定合并房间隔缺损，严重肺动脉高压时才有右向左分流。

※ 最终诊断

先天性心脏病：完全性肺静脉异位引流（心上型）；房间隔缺损，继发孔约 3.0cm，右向左分流；肺动脉高压，PASP 约 80mmHg。

※ 分析讨论

完全性肺静脉异位引流（total anomalous pulmonary venous connection，TAPVC）于 1798 年由 Wilson 首次描述，指所有肺静脉与左心房均无连接，全部开口于右侧心腔和（或）体循环静脉，约占先天性心脏病发病率的 2%，是少见的发绀型先心病之一。Darling 根据肺静脉连接部位的不同将 TAPVC 分为 4 个类型：心上型、心内型、心下型及混合型。其中心上型临床较为多见，约占 TAPVC 发病率的 50%。心上型 TAPVC 的回流方式最多见为 4 支肺静脉汇合成共同肺静脉干经左位垂直静脉入上腔静脉（superior vena cava，SVC），再入右心房；其次为肺静脉汇集成共同静脉直接汇入上腔静脉；还有可能是部分肺静脉直接连接腔静脉，其他肺静脉汇成共同静脉腔后经垂直静脉、无名静脉最后入右心房。右心房内的混合低氧血流经左右心房交通口进入左心循环引起发绀。同时，肺循环血流量显著增加。如房水平交通限制，或肺静脉异位回流并发梗阻，则发生肺充血、淤血、肺动脉高压，而左心循环容量不足，患儿生长发育差，反复肺炎、心力衰竭。因而，此类患儿出生后较早即出现气促、发绀、反复呼吸道感染、心动过速及心力衰竭等，是临床应尽早诊断和治疗的严重先天性心血管畸形。

本例患者有相应临床症状和体征，病程长，30 年前发现先天性心脏病，当时只诊断了房间隔缺损，漏诊了肺静脉异位引流。至我院行超声心动图检查：除了房间隔缺损的声像图改变外，胸骨旁心尖四心腔切面及剑下双房切面均显示左房壁未见肺静脉开口，左房外侧见一内径较宽的无回声腔，其内有肺静脉血流信号；大动脉短轴切面：共同静脉干血流汇入主肺动脉外侧呈瘤样改变的无回声腔，最宽处内径约 4.6cm，进一步追踪扫查此血流进而汇入左侧降主动脉旁的红色向上的垂直静脉，从而确诊完全性肺静脉异位引流（心上型），引流途径为四支肺静脉在左房外侧形成一共同静脉干，向上走行经垂直静脉入左无名静脉，又汇入右上腔静脉，最后注入右房。沿途各静脉扩张，血流量增多，未探及狭窄，而主肺动脉外侧呈瘤样改变，考虑与患者病程较长、肺静脉循环压力增高有关。患者虽未行手术治疗，但最终心脏双源 CT 证实了完全性肺静脉异位引流（心上型）的超声诊断。

※ 经验教训

肺静脉检查一直是超声检查的难点，肺静脉位于心脏的后部，经胸超声心动图的远场，加之肺静脉管腔细、管壁薄、血流速度慢，显示及判断的难度较大，当合并其他心血管畸形时更易漏诊及误诊。本病例外院超声医师只关注到房间隔缺损畸形，而未仔细探测四支肺静脉是否连接左心房，左心房后方有无共同肺静脉腔，胸骨上窝切面降主动脉旁是否存在垂直静脉等。如果未考虑到这些情况，就易漏诊肺静脉异位引流。因此在诊断房间隔缺损时，应常规使用彩色多普勒对左房顶部进行血流检查，观察左房内是否存在正常肺静脉红色血流信号。同时 TAPVC 注意与左房三房心、永存左上腔静脉、部分性肺静脉异位引流相鉴别。

※ 病例启示

肺静脉畸形引流多合并其他畸形，最常见的是房间隔缺损，也可孤立存在，但比较少见。当右心容量负荷增加的程度与房间隔缺损的大小不匹配，左房较小，房水平右向左分流时，应高度警惕肺静脉异位引流的可能性。超声心动图检查可直观地显示肺静脉，并可连续追踪肺静脉的走行情况，显示肺静脉的引流部位及了解并发心脏畸形情况，作出较为准确的分型，检查时应进行多切面、多角度探测，胸骨上窝切面为显示心上型 TAPVC 全程最佳切面。当确诊存在困难时还应结合其他影像学检查如心脏双源 CT，为临床提供更多可靠的诊断信息。

（李海燕）

第二节　部分性心下型肺静脉异位引流一例

※ 病史

患者女性，48 岁。呼吸困难、咳嗽、乏力 5 个月。无咯血、胸痛。当地诊断为肺源性心脏病，予抗感染、强心、利尿等治疗，疗效不佳。既往无冠状动脉粥样硬化性心脏病病史。临床初步诊断为房间隔缺损，肺动脉高压。

※ 体格检查

血压 95/70mmHg，心率 95 次 / 分，律齐，剑下可见心脏搏动，肺动脉瓣听诊区第二心音亢进。

※ 超声心动图

◆ 胸骨旁心尖四心腔切面：右心房、右心室明显扩大，房间隔回声中断；仅探及两支肺静脉开口于左房；CDFI：心房水平双向分流信号（图 5-2-1）。

◆ 剑下双房切面：房间隔回声中断；CDFI：心房水平双向分流信号（图 5-2-2）。

◆ 剑下切面：异位的右肺静脉汇合成一共干后汇入增宽的下腔静脉，汇入口处探及五彩镶嵌高速湍流血流信号，汇入口内径约 0.5cm（图 5-2-3）。

综合以上超声心动图检查结果，患者右室、右房明显增大，房间隔缺损，心房水平双向分流。异常表现主要为剑下见一粗大异常血流向上走行，汇入增宽的下腔静脉，继而汇

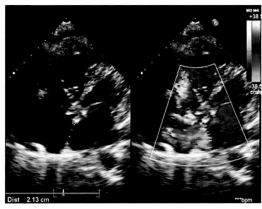

图 5-2-1 （动态）房间隔缺损：胸骨旁心尖四心腔切面示房间隔回声中断约 2.2cm，心房水平双向分流血流信号

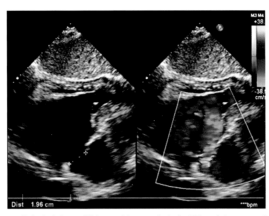

图 5-2-2 （动态）房间隔缺损：剑下双房心切面示房间隔回声中断，心房水平双向分流

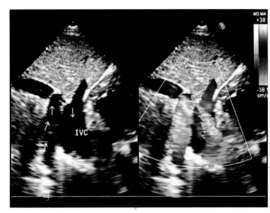

图 5-2-3 （动态）右肺静脉合成一共干后经增宽的下腔静脉汇入右房：剑下切面示一粗大异常血流向上走行，汇入增宽的下腔静脉，继而汇入右房，汇入口处探及五彩镶嵌高速湍流血流信号

入右房。提示：房间隔缺损并肺动脉高压；部分性肺静脉异位引流（心下型）可能。

※ 超声提示

部分性肺静脉异位引流（心下型），汇入口狭窄；房间隔缺损并肺动脉高压。

※ 心血管 CT

右上、右下肺静脉汇合成一共干后于膈下注入下腔静脉，入口处狭窄，内径约 0.5cm；房间隔缺损，缺损处内径约 2.5cm；肺动脉主干及其分支扩张，符合肺动脉高压表现。诊断：房间隔缺损并肺动脉高压，部分性肺静脉异位引流（心下型），异位肺静脉汇入下腔静脉处狭窄（图 5-2-4）。

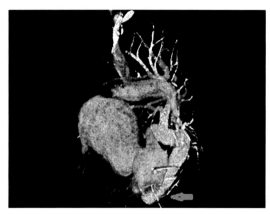

图 5-2-4 大血管 CT：右上、右下肺静脉汇合成一共干后于膈下注入下腔静脉，入口处狭窄（箭头）

※ **鉴别诊断**

部分性肺静脉异位引流（心下型）多需和单纯房间隔缺损、完全性肺静脉异位引流、心内型及心上型 PAPVC 相鉴别。

◆ 单纯房间隔缺损：此类患者四支肺静脉均开口于左房，且房间隔缺损大小与右心增大及肺动脉高压程度及出现早晚相符合。

◆ 完全性肺静脉异位引流：婴幼儿常见，无一支肺静脉开口于左房，且左房发育较小，右心增大明显，肺动脉高压出现早，程度重，几乎均合并右向左分流的房间隔缺损。

※ **最终诊断**

部分性肺静脉异位引流（心下型），汇入口狭窄；房间隔缺损并肺动脉高压。

※ **分析讨论**

部分性肺静脉异位引流（partial anomalous pulmonary venous connection，PAPVC）是指肺静脉的一支或数支不与左心房连接，肺循环血液不能流入左心房内，而是直接或间接通过体循环的静脉系统回流至右心房。其发生率占 0.4% ～ 0.7%。部分性肺静脉引流可单独存在，或合并其他心脏畸形，最常见的是静脉窦型房间隔缺损。TAPVC 据异位肺静脉引流途径不同分为心上型、心内型及心下型，其中心下型更为罕见，极易漏诊。

单独一支肺静脉畸形引流如果没有合并房间隔缺损，由于分流量较小，症状可以不明显。如果有一支以上的肺静脉异位或引流合并较大的房间隔缺损，分流量较大，患者会反复出现上呼吸道感染、活动后心悸气短、乏力和活动量受限等。超声心动图及心血管 CT 均有助于诊断。心下型 PAPVC 易合并肺动脉高压，因为向心下引流的共同肺静脉干行程长，且常伴肝静脉及门静脉系统纤维化，易致其进入肝内静脉系统时有不同程度的梗阻，加重肺静脉系统淤血。引流入门静脉者较为常见，如本例异位肺静脉经下腔静脉引流入右房较罕见。

超声心动图是诊断TAPVC的重要方法，但由于心下型PAPVC发病率较低，诊断经验不足，极易漏诊。原因常为未明确四支肺静脉的走行，忽视了胸骨上窝切面及剑下切面的扫查，易误诊为房间隔缺损伴肺动脉高压。当发现房间隔缺损大小与右心增大及肺动脉高压程度不符合时，需充分考虑肺静脉异位引流的可能。应仔细扫查，确认四支肺静脉是否均汇入了左房，如有怀疑，应对肺静脉多切面观察及走行追踪，尤其是扫查胸骨上窝切面及剑下切面，明确异位肺静脉的走行，经心上、心内或心下途径汇入右房。检查者的经验很重要，二维超声及CDFI全程追踪异位肺静脉的走行及汇入部位是本病诊断的关键所在。超声手法的关键在于剑下切面对共同肺静脉干的识别及走向追踪，CDFI示共同肺静脉干与下腔静脉血流相反，且穿过膈肌或汇入下腔静脉处常有梗阻，呈湍流。

该患者为中老年女性，房间隔缺损病程较长，起初见右心明显扩大、肺动脉扩张、心房水平双向分流，认为是房间隔缺损并肺动脉高压。但仔细探测仅确定两支肺静脉开口于左房，未见增宽的冠状静脉窦，胸骨上窝切面扫查也未见垂直静脉引流入上腔静脉，而剑下见下腔静脉明显增宽，于是怀疑是否有异位肺静脉经心下途径引流入下腔静脉。仔细扫查于剑下，探及一粗大异常血流向上走行，汇入增宽的下腔静脉，继而汇入右房，明确了TAPVC（心下型）的诊断。

由于二维超声对异位的肺静脉引流途径不能完全显示，建议行主动脉CT进一步明确，最终CT证实了TAPVC（心下型）的诊断。

※ 经验教训

本例患者主要为房间隔缺损并肺动脉高压的临床表现，超声心动图诊断时应注意寻找引起肺动脉高压可能的原因，应与完全性肺静脉异位引流、房间隔缺损合并原发性肺动脉高压、肺源性心脏病等相鉴别。

由于该患者病程长，起初认为是房间隔缺损并肺动脉高压。但仔细探测未见右肺静脉汇入左房，排除了心上及心内引流途径，却于剑下见下腔静脉明显增宽，考虑由于异常血流汇入所致。剑下仔细扫查探及粗大的共同肺静脉干经增宽的下腔静脉汇入右房。

为避免漏诊，超声检查时应仔细探测四支肺静脉的开口及走行，不要忽视对胸骨上窝切面及剑下切面的扫查。如超声心动图诊断高度怀疑为TAPVC，但异位静脉的走行显示不满意，确诊存在困难时，还应结合其他影像学检查如经食管超声心动图或CT等。

※ 病例启示

当发现房间隔缺损大小与右心增大及肺动脉高压程度不符合时，需充分考虑肺静脉异位引流的可能。应仔细扫查四支肺静脉的开口，对肺静脉多切面观察并进行走行追踪，尤其是扫查胸骨上窝切面及剑下切面，明确异位肺静脉的走行及引流途径。

（罗庆祎）

第三节 垂直静脉狭窄的完全性心上型肺静脉异位引流一例

※ 病史

患儿女，3 个月。出生后即出现呼吸困难，进食时加重，发育不良。当地诊断为肺炎，予抗感染、营养支持等治疗，疗效不佳。临床初步诊断为支气管肺炎，先天性心脏病可能。

※ 体格检查

心率 125 次 / 分，律齐，肺动脉瓣听诊区第二心音亢进。

※ 超声心动图

◆ 胸骨旁心尖四心腔切面：右心房、右心室明显扩大，左心房、左心室内径较小；CDFI：未见肺静脉引流入左房，三尖瓣可见反流血流信号（图 5-3-1）。

◆ 剑下双房切面：卵圆瓣回声分离，宽约 0.4cm；CDFI：心房水平右向左分流信号（图 5-3-2）。

◆ 胸骨上窝切面：共同肺静脉汇入—垂直静脉—无名静脉—上腔静脉—右心房，垂直静脉探及五彩镶嵌高速湍流血流信号，最窄处内径约 0.3cm（图 5-3-3）。

综合以上超声心动图检查结果，患者右室、右房明显增大，卵圆孔未闭，心房水平右向左分流。异常表现主要为胸骨上窝切面见共同肺静脉汇入狭窄的垂直静脉，继而经无名

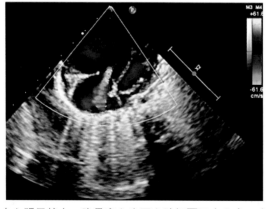

图 5-3-1 （动态）右心明显扩大：胸骨旁心尖四心腔切面示右心房、右心室明显扩大，左心房、左心室内径较小；CDFI：未见肺静脉引流入左房，三尖瓣可见明显反流血流信号

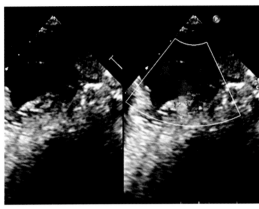

图 5-3-2 （动态）卵圆瓣回声分离，心房水平右向左分流；剑下双房心切面示卵圆瓣回声分离，心房水平右向左分流

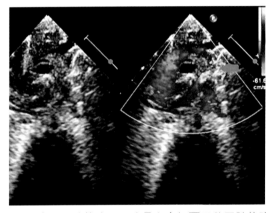

图 5-3-3 （动态）胸骨上窝共同肺静脉环：胸骨上窝切面示共同肺静脉汇入—垂直静脉—无名静脉—上腔静脉—右心房，垂直静脉探及五彩镶嵌高速湍流血流信号，最窄处内径约 0.3cm（箭头）

静脉汇入上腔静脉。提示：完全性肺静脉异位引流（心上型）并垂直静脉狭窄；卵圆孔未闭，右向左分流。

※ **超声提示**

完全性肺静脉异位引流（心上型）并垂直静脉狭窄；卵圆孔未闭，右向左分流。

※ **术中所见**

四支肺静脉合成一共同静脉干汇入垂直静脉，经无名静脉入上腔静脉入右心房，垂直静脉内径较窄，最窄处约 0.3cm。卵圆瓣分离，卵圆孔大小约 0.5cm。将肺静脉共干与左心房吻合，结扎垂直静脉。考虑到患儿左心系统暂不能承受肺循环压力，予保留卵圆孔。

※ 鉴别诊断

心上型完全性肺静脉异位引流多需和心内型及心下型 TAPVC、TAPVC 及原发性肺动脉高压相鉴别。

- ◆ 心内型及心下型 TAPVC：与心上型 TAPVC 心内病变表现相似，但据共同肺静脉干引流途径可鉴别。
- ◆ TAPVC：此类患者四支肺静脉中至少有一支开口于左房，且右心扩大及肺动脉压增高程度不及完全性肺静脉异位明显。

※ 最终诊断

完全性肺静脉异位引流（心上型）并垂直静脉狭窄；卵圆孔未闭，右向左分流。

※ 分析讨论

心上型完全性肺静脉异位引流是指肺静脉的四支均不与左心房连接，肺循环血液不能流入左心房内，而是通过心上途径回流至右心房。是少见的发绀性心脏病，其发生率约占所有肺静脉畸形引流的 30%，男性多发。

在心上型完全性肺静脉异位引流中，常见的多为左右肺静脉汇合至共同肺静脉干后，多数通过垂直静脉与无名静脉相连，少数通过左垂直静脉连接于上腔静脉。在此途径中任何部位均可能发生狭窄，从而造成肺静脉梗阻，最常见的是连接口部位梗阻。还有一种特殊征象，由于左垂直静脉的特殊走行造成左垂直静脉通过左肺动脉后方发出，这样左肺动脉与左主支气管分别在前后方压迫左垂直静脉形成所谓的"血管钳"征象，从而造成左垂直静脉梗阻，此类患者发绀及肺淤血程度更重，预后更差。

心上型 TAPVC 仅合并卵圆孔未闭者，由于两侧心房之间的通道较小，来自腔静脉与肺静脉的血液混合后仅有少量流入左心房，再进入体循环，因此临床上出现轻度发绀。但右侧心腔及肺循环血流量大，肺动脉压力明显升高，大多在出生后数月内即死于右心衰。若房间隔缺损大，则从右心房进入左心房的血流量多，发绀明显，而肺循环高压则延迟出现，多数患者可生存 1 年以上。肺静脉回流梗阻者，则发绀程度重，肺循环淤血，大多在出生后数周死亡。

超声心动图是诊断完全性肺静脉异位引流的重要方法，是我国的首选检查。Smalorn 等报道了应用超声心动图准确诊断 23 例完全性肺静脉异位引流，准确率为 100%。CT、MRI 有助于更清楚地显示引流途径。此外，心导管造影对肺循环压力的判断及是否存在肺静脉梗阻都有较好的诊断价值，可为外科手术提供参考，有利于制定更合理的手术方案。

该患儿发绀明显，主要为肺动脉高压、右心衰的临床表现。超声心动图见右室、右房明显增大，肺动脉内径明显增宽，三尖瓣反流峰值压差较高，为典型的肺动脉高压征象。但仔细扫查未见房间隔缺损等其他心脏畸形，仅存在右向左分流的卵圆孔。于是高度怀疑是否有肺静脉异位引流存在。进一步探测，左房内未见肺静脉开口，而于胸骨上窝切面见共同肺静脉汇入狭窄的垂直静脉，继而经无名静脉汇入上腔静脉，继而汇入右房。明确了完全性肺静脉异位引流（心上型）合并垂直静脉狭窄的诊断。

※ 经验教训

本例患儿主要为右心明显扩大、肺动脉高压并右心衰的临床表现，超声心动图诊断时应注意寻找其可能的原因，应与 TAPVC、原发性肺动脉高压及房间隔缺损等相鉴别。

完全性肺静脉异位引流患儿婴儿期死亡率较高，如本例合并垂直静脉梗阻者更甚。应仔细探测肺静脉的开口及共同肺静脉干走行，尤其要重视胸骨上窝切面及剑下切面，避免漏诊。

※ 病例启示

超声心动图是诊断完全性心上型肺静脉异位引流的重要方法，当发现右心增大及肺动脉压明显增高且未发现与之相匹配的畸形时，需充分考虑完全性肺静脉异位引流的可能。疑为心上型者应仔细扫查胸骨上窝切面，明确共同肺静脉干的走行及引流途径。

（罗庆祎）

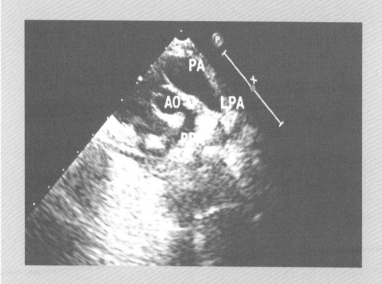

【第六章】

其他先天性心脏病

第一节　完全型三房心合并房间隔缺损

※ **病史**

患儿女，10 岁，外院诊断先天性心脏病，房间隔缺损，至我院就诊。无胸痛、咯血及双下肢水肿，无发绀及杵状指（趾）。

※ **体格检查**

血压 95/60mmHg。生长发育尚可，心尖区搏动正常。心率 80 次 / 分，律齐，心前区听诊未闻及明显杂音。

※ **超声心动图**

◆ 胸骨旁左室长轴切面：左心房内可见隔膜样组织，其上可见回声中断及交通血流信号（图 6-1-1）。

◆ 胸骨旁五腔切面：左心房内可见隔膜样组织，其上可见回声中断及交通血流信号（图 6-1-2），近主动脉侧可见房间隔回声中断及左向右分流血流信号；肺静脉血流回流入副房。

◆ 胸骨旁大动脉短轴切面：主动脉根部可见房间隔回声中断及左向右分流血流信号，左心房内可见隔膜样组织与房间隔卵圆窝处组织相延续（图 6-1-3）。

◆ 胸骨旁四腔 / 五腔交替切面：胸骨旁四腔 / 五腔切面切换时，可显示左房内的隔膜上有多个大小不一，或是不规则的交通口；CDFI：交通口血流通畅，无梗阻（图 6-1-4）。

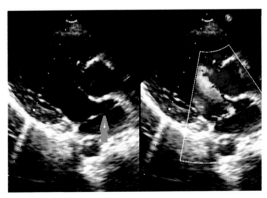

图 6-1-1 （动态）左房内隔膜样组织：胸骨旁左室长轴切面示左心房内可见隔膜样组织，其上可见回声中断及交通血流信号（箭头）

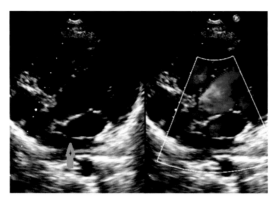

图 6-1-2 （动态）左房内隔膜样组织：胸骨旁五心腔切面示左心房内可见隔膜样组织，其上可见回声中断及交通血流信号，近主动脉侧可见房间隔回声中断及左向右分流血流信号（箭头）

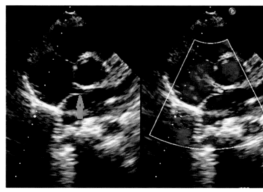

图 6-1-3 （动态）房间隔缺损（卵圆孔型）：胸骨旁大动脉短轴切面示主动脉根部可见房间隔回声中断及左向右分流血流信号，左心房内可见隔膜样组织与房间隔卵圆窝处组织相延续（箭头）

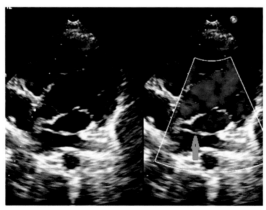

图 6-1-4 （动态）左房内隔膜上的交通口：胸骨旁四腔/五腔切面切换时示左房内的隔膜上有多个交通口，大小不一，亦可为不规则的交通口，CDFI：交通口血流通畅，无梗阻（箭头）

◆ 剑下两房切面：可见房间隔卵圆窝处原发隔与继发隔交错，CDFI：心房水平卵圆窝处斜行的左向右分流血流（图 6-1-5）。

综合以上超声心动图检查结果，患者腔室内径范围正常，左房三房心并房间隔缺损。

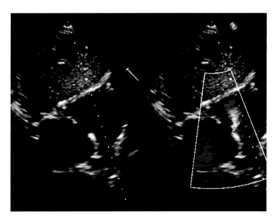

图 6-1-5　（动态）房间隔缺损（卵圆孔型）：剑下两房心切面示房间隔卵圆窝处左向右斜行分流血流

※ 超声提示

左房三房心（完全型），多个交通口；房间隔小缺损或卵圆孔未闭。

※ 术中所见

显微镜全身麻醉体外循环下行三房心矫治 + 房间隔缺损修补术，术中见左心房内异常隔膜，肺静脉完全回流入副房，副房与左心房腔有两个交通口相通，房间隔缺损，予手术矫治。

※ 鉴别诊断

左房三房心需与二尖瓣狭窄、冠状静脉窦内径增宽的相关疾病相鉴别。

◆ 二尖瓣狭窄：交通口有梗阻的三房心血流动力学改变与二尖瓣狭窄相似，故临床症状和体征较难鉴别。超声心动图检查可见左心房扩大，其内未见隔膜，也无心内分流，仅存在二尖瓣狭窄的病变。

◆ 冠状静脉窦内径增宽的相关疾病：如单纯的永存左上腔静脉引流入冠状静脉窦、完全性心内型肺静脉异常引流、无顶冠状静脉窦综合征等，这类病变中冠状静脉窦内径增宽，作为窦壁的一部分之"窦顶"应与三房心时左房内的隔膜样回声相鉴别，后者仅为左房内的异常分隔隔膜，不参与构成冠状静脉窦。

※ 最终诊断

左房三房心，两个交通口；房间隔缺损。

※ 分析讨论

经典三房心，是由纤维肌性隔膜将左心房分为副房与真房，副房与肺静脉相连接，真房与二尖瓣口、左心耳及卵圆孔相连接。通常情况下，隔膜上留有两个或更多的交通口，副房通过这些交通口与真房交通。多数病例在真房与右心房之间存在卵圆孔未闭或房间隔缺损的情况，少数病例中，副房与右心房之间有交通。值得一提的是，经典三房心时，肺静脉的血流回流入副房，再借由隔膜上的交通口引流入真房，进而参与体循环，但三房心时往往肺静脉的回流方式也可以是多种多样的，肺静脉的回流可单支引流入真房或右心房，也可整体借副房与右心房之间的异常通道引流入右心房。具体的血流动力学改变也因肺静脉引流路径的不同而呈现不同的状态。当接收所有肺静脉血流的副房与右心房间存在异常交通血流时，血流动力学改变就类似于肺静脉异位引流，而经典三房心，接收肺静脉血流的副房通过隔膜上的交通口与真房相通，仅在交通口血流梗阻时，副房压力升高，引起肺静脉压力逆向升高，进而表现为肺静脉梗阻。

※ 经验教训

本例患者诊断为经典三房心合并房间隔缺损，心外科收入院后显微镜全身麻醉体外循环下行三房心矫治＋房间隔缺损修补术，术后心房水平分流消失，左房内未见明显异常隔膜组织，患儿恢复良好出院。本病例如果检查时未能提示三房心，内科行房间隔缺损封堵治疗，术中导丝在左房内的穿行会受阻，左房伞的释放风险增大，可能会出现伞盘释放困难，或是误将隔膜交通口当成房间隔缺损而进行封堵，或是隔膜撕裂进而引发心律失常、心包填塞等并发症，给医患双方都造成伤害，故而在行超声心动图检查时，诊断一定要全面准确。

※ 病例启示

左房三房心如果不合并房间隔缺损及肺静脉异位引流等异常交通血流情况，也不存在隔膜交通口梗阻的情况，没有明确的外科手术指征，仅需门诊随访，按时复查心脏超声，如随访发现有隔膜交通口梗阻、肺动脉压升高等情况，确需手术治疗时，可行经食管超声心动图进一步明确诊断。

（张　瑜）

第二节 Shone 综合征一例

※ 病史

患者男性，15 岁，学校体检时发现高血压病，至当地医院就诊，初步诊断为先天性心脏病，主动脉缩窄，建议转诊至我院。

※ 体格检查

左上肢血压 160/60mmHg，左下肢血压 110/50mmHg，生长发育尚可，体型偏瘦，心尖区搏动增强。心率 90 次 / 分，律齐，胸骨左缘第二、第三肋间可闻及收缩期杂音。股动脉搏动未触及。

※ 超声心动图

◆ 心尖四心腔切面：二尖瓣瓣叶及腱索冗长，瓣叶增厚，开放受限，呈"降落伞"样改变，左、右心腔内径范围正常，左室壁稍增厚；CDFI：舒张期二尖瓣口血流汇聚，呈五彩镶嵌的湍流（图 6-2-1）。

◆ 心尖四心腔切面：CWD 提示舒张期二尖瓣口血流峰值流速增快，峰值压差增高（图 6-2-2）。

◆ 非标准心尖长轴切面：同心尖四心腔切面，可见二尖瓣瓣叶及腱索冗长，瓣叶增厚，开放受限，呈"降落伞"样改变；CDFI：舒张期二尖瓣瓣口血流汇聚，呈五

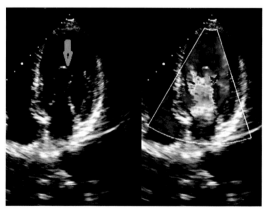

图 6-2-1 （动态）降落伞型二尖瓣：心尖四心腔切面示二尖瓣瓣叶及腱索冗长，瓣叶增厚，开放受限，呈"降落伞"样改变，左、右心腔内径正常范围，左室壁稍增厚，CDFI：舒张期二尖瓣口血流汇聚，呈五彩镶嵌（箭头）

彩镶嵌的湍流（图 6-2-3）。

◆ 腱索乳头肌水平心室短轴切面：二尖瓣腱索乳头肌水平的心室短轴切面可见左室壁乳头肌附着位置异常，分别位于前内侧、后外侧，但二尖瓣开口偏向前内侧组乳头肌，腱索仅附着于该侧乳头肌；CDFI：舒张期二尖瓣瓣口呈五彩镶嵌的湍流（图 6-2-4）。

◆ 胸骨上窝切面：该切面主要显示降主动脉长轴，可见降主动脉内径变细，走行褶曲，其内可见五彩镶嵌的湍流（图 6-2-5）。

◆ 胸骨上窝切面：CWD 提示收缩期降主动脉缩窄处血流峰值流速增快，减速时间延长（图 6-2-6）。

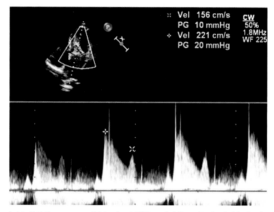

图 6-2-2　舒张期二尖瓣口血流频谱：CWD 提示舒张期二尖瓣口血流峰值流速增快，峰值压差增高

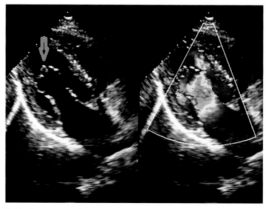

图 6-2-3 （动态）降落伞型二尖瓣：非标准心尖长轴切面示二尖瓣瓣叶及腱索冗长，瓣叶增厚，开放受限，呈 "降落伞" 样改变，CDFI：舒张期二尖瓣口血流汇聚，呈五彩镶嵌的湍流（箭头）

◆ 剑下腹主动脉长轴切面: PWD 提示腹主动脉血流频谱呈低速低阻的连续血流（图 6-2-7）。

综合以上超声心动图检查结果，患者左室壁稍增厚，二尖瓣呈"降落伞"样改变，舒张期血流速度增快，降主动脉缩窄。提示：非典型 Shone 综合征，降主动脉缩窄，降落伞型二尖瓣。

※ 超声提示

Shone 综合征，降主动脉重度缩窄，降落伞型二尖瓣轻度关闭不全并轻度狭窄。

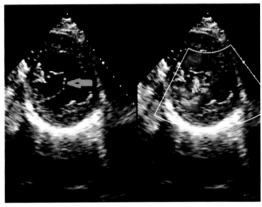

图 6-2-4 （动态）降落伞型二尖瓣瓣下结构异常：二尖瓣腱索乳头肌水平的心室短轴切面示左室壁有前内、后外两组乳头肌（乳头肌附着位置异常），但二尖瓣开口偏向前内侧组乳头肌，腱索仅附着于该侧乳头肌，CDFI 示舒张期二尖瓣口呈五彩镶嵌的湍流（箭头）

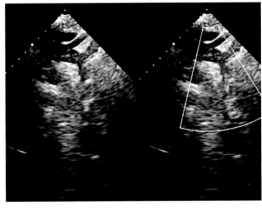

图 6-2-5 （动态）降主动脉湍流：胸骨上窝切面示降主动脉长轴，可见降主动脉内径变细，走行褶曲，其内可见五彩镶嵌的湍流

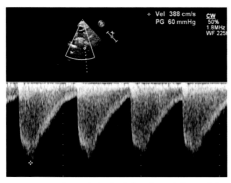

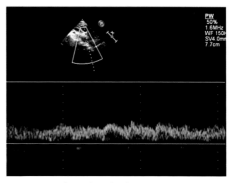

图 6-2-6 降主动脉湍流频谱：胸骨上窝切面示 CWD 提示收缩期降主动脉缩窄处血流峰值流速增快，减速时间延长

图 6-2-7 腹主动脉低速血流频谱：剑下腹主动脉长轴切面 PWD 提示腹主动脉血流频谱呈低速低阻的连续血流

※ 大血管 CT

主动脉峡部缩窄（重度），缩窄处内径约 2mm（图 6-2-8 绿箭头），缩窄前主动脉内径约 1.6cm，缩窄后方降主动脉扩张内径约 2.6cm；主动脉峡部周围多支肋间动脉扩张；双侧内乳动脉扩张（图 6-2-8 红箭头），最大径约 4.6mm；二尖瓣增厚，左房增大。

※ 术中所见

全身麻醉气管插管下体外循环下行升主动脉-降主动脉架桥术，术后复查双源 CT，人工血管未见明显异常（图 6-2-9），患者恢复良好出院。

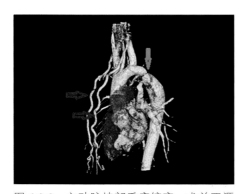

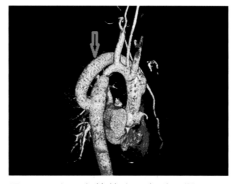

图 6-2-8 主动脉峡部重度缩窄：术前双源 CT 三维重建图像，绿箭头所指处为主动脉峡部重度缩窄，红箭头所指处为扩张的双侧乳内动脉

图 6-2-9 人工血管转流：术后双源 CT 三维重建图像显示内径 1.8cm，长 30cm 的人工血管两端分别连接升主动脉与胸主动脉（箭头）

※ 鉴别诊断

Shone 综合征多需与左心发育不良综合征、Williams 综合征相鉴别。

◆ 左心发育不良综合征：与 Shone 综合征一样，该综合征也是一系列左心系统多发梗阻性病变为特征的心脏畸形，如二尖瓣瓣上环、降落伞型二尖瓣、主动脉瓣及瓣下狭窄、主动脉缩窄等表现，但左心发育不良综合征还有一个区别于前者的基本表现——左心室发育不良，其左心瓣膜甚至有闭锁的情况。

◆ Williams 综合征：威廉姆斯综合征是一种非遗传性症状，此类患者几乎均伴有心脏畸形，主要表现为主动脉瓣上狭窄及外周肺动脉血管狭窄，常伴有智力发育迟缓及高钙血症等，因其特殊的"小精灵样"面孔，又被称为"小精灵"综合征。

※ 最终诊断

Shone 综合征，降主动脉缩窄，降落伞型二尖瓣。

※ 分析讨论

Shone 综合征，是一组以左心系统多发梗阻性病变为特征的心脏畸形，如二尖瓣瓣上环、降落伞型二尖瓣、主动脉瓣及瓣下狭窄、主动脉缩窄等，本例患者同时具有降落伞型二尖瓣和主动脉缩窄，即同时患有左心流入道和流出道系统的梗阻性病变。对于心内结构，如二尖瓣装置及主动脉瓣情况，超声心动图是首选的检查方法，超声心动图能实时、多切面、多角度地观察主动脉瓣和二尖瓣的病变情况，如二尖瓣瓣叶启闭、腱索发育情况、腱索与相应乳头肌的附着位置及主动脉瓣、瓣上及瓣下是否存在梗阻等。胸骨旁长轴切面、短轴切面及心尖四腔、三腔切面都是观察以上解剖结构较为理想的切面，检查时务必多切面仔细观察，不要遗漏诊断。而对于心外结构，具体地说，就是主动脉的发育情况，超声心动图在定量方面较之双源 CT 或 MRI 就具有一定的局限性，但依旧能给临床医生提供比较准确的诊断。胸骨上窝切面是观察主动脉弓降部较理想的切面，但前提一定是患者该处的声窗条件较好，我们甚至可以在部分婴幼儿超声心动图检查中取到比较好的类似胎儿时期主动脉弓长轴切面的图像。剑下腹主动脉的血流搏动减弱及频谱形态改变也能提示我们近心端血管梗阻，但具体梗阻情况（尤其是长段管型缩窄）仍需结合双源 CT 或 MRI 诊断，有条件的医院心血管造影也是不错的选择。

※ 经验教训

该例患者在外院诊断时，仅提示有主动脉缩窄，遗漏了心内的降落伞型二尖瓣改变。尽管这没有影响到最后手术方式的选择，但却造成了术前诊断的不完善，临床医生和患者都不知晓其心内结构存在异常，医患双方对手术的预期及整个疾病将来可能出现的各种进展和变化也都没有心理准备，易埋下医患纠纷的隐患。

※ 病例启示

Shone 综合征，简单地说，就是左心流入道系统和流出道系统同时存在梗阻的一组复合畸形，其中降主动脉缩窄合并降落伞型二尖瓣是比较少见的一种组合。检查时，务必做到心内心外结构逐一切面认真探测，全面准确地诊断。

（张　瑜）

第三节 室间隔缺损合并主动脉右冠窦破裂

※ 病史

患者男性，25 岁，发现心脏杂音 2 年余。自发病以来患者无发热、咳喘、胸闷、胸痛，偶有活动后气促、心悸，无水肿、发绀、蹲踞现象等，活动无明显受限，生长发育与同龄人相比无显著差别。

※ 体格检查

一般状况可，口唇甲床无发绀，未见杵状指（趾），颈静脉无充盈，双肺呼吸音清，未闻及啰音及哮鸣音，心率 80 次 / 分，心律齐，胸骨左缘第三、第四肋间可闻及 III / VI 级收缩期吹风样杂音，双下肢无水肿，周围血管征阴性。

※ 超声心动图

◆ 胸骨旁左室长轴切面：左心室内径明显增大，左心房内径增大，室间隔回声延续明显中断 2.4cm，有效分流口约 0.6cm；主动脉窦部瘤样扩张，主动脉右冠窦膨向右室流出道，遮挡部分缺损口；主动脉瓣右冠瓣瓣叶短小、脱垂，瓣尖对合错位。频谱多普勒超声及 CDFI：收缩期心室水平室间隔回声中断处可探及左向右分流血流束，峰值流速 493cm/s，峰值压差 97mmHg；舒张期主动脉瓣可见反流血流信号；收缩期二尖瓣可见反流血流信号（图 6-3-1）。

◆ 心底短轴切面：室间隔回声延续明显中断约 2.4cm，有效分流口约 0.6cm，缺损紧邻肺动脉瓣，与肺动脉瓣间未见明显肌组织回声；主动脉窦部瘤样扩张，主动脉右冠窦膨向右室流出道，遮挡部分缺损口，基底约 2.6cm，深约 2.1cm，于窦瘤上可见一破口，大小约 0.4cm。频谱多普勒超声及 CDFI：收缩期心室水平室间隔回声中断处可探及左向右分流血流束，峰值流速 493cm/s，峰值压差 94mmHg；主动脉与右室流出道间探及连续性分流血流信号（图 6-3-2，图 6-3-3）。

◆ 心尖五心腔切面：左心室内径明显增大，室间隔回声延续明显中断，有效分流口约 0.6cm，主动脉窦部瘤样扩张，主动脉右冠窦膨向右室流出道，遮挡部分缺损口。主动脉瓣右冠瓣瓣叶短小、脱垂，瓣尖对合错位。频谱多普勒超声及 CDFI：收缩期心室水平室间隔回声中断处可探及左向右分流血流束；舒张期主动脉瓣可见反流血流信号（图 6-3-4）。

◆ 心尖四心腔切面：左心室内径明显增大，左心房内径增大；频谱多普勒超声及
CDFI：收缩期二尖瓣可见反流血流信号。

综合以上超声心动图检查结果：患者左心室内径明显增大，左心房内径增大，室间隔
回声延续明显中断约 2.4cm，有效分流口约 0.6cm，缺损紧邻肺动脉瓣，与肺动脉瓣间未
见明显肌组织回声，主动脉右冠窦瘤形成，膨入右室流出道，于窦瘤上可见一破口，大小
约 0.4cm，主动脉瓣右冠瓣脱垂并中度关闭不全。二尖瓣、三尖瓣轻度关闭不全。提示：
先天性心脏病：室间隔缺损，嵴下-干下型，约 2.4cm，有效分流口约 0.6cm（主动脉右冠
窦遮挡部分缺损口，缺损大小可能存在误差），左向右分流；主动脉右冠窦瘤形成，破入

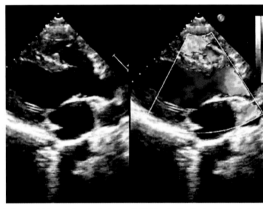

图 6-3-1 （动态）室间隔缺损，主动脉右冠窦膨向右室流出道：胸骨旁左室长轴切面示室间隔回声延续明
显中断，主动脉窦部瘤样扩张，主动脉右冠窦膨入右室流出道内，遮挡部分缺损口；主动脉瓣右冠瓣瓣
叶短小、脱垂，瓣尖对合错位。CDFI：收缩期心室水平室间隔回声中断处可探及左向右分流血流束。舒
张期主动脉瓣可见反流血流信号

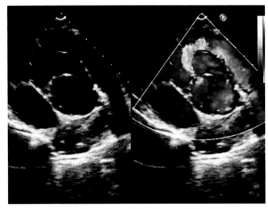

图 6-3-2 （动态）主动脉右冠窦膨入右室流出道：心底短轴切面示主动脉窦部瘤样扩张，主动脉右冠窦
膨入右室流出道内，遮挡部分缺损口，致有效分流口约 0.6cm。并于窦瘤上可见一破口，大小约 0.4cm。
CDFI：收缩期心室水平室间隔回声中断处可探及左向右分流血流束。主动脉与右室流出道间探及连续性
分流血流信号

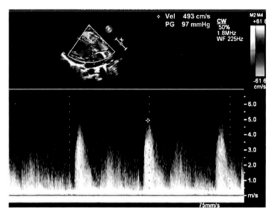

图 6-3-3　心室水平、主动脉与右室流出道间异常血流：频谱多普勒超声及 CDFI 示收缩期心室水平室间隔回声中断处可探及左向右分流血流束，峰值流速 493cm/s，峰值压差 94mmHg；主动脉与右室流出道间探及连续性分流血流信号

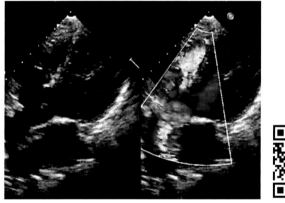

图 6-3-4　（动态）室间隔缺损，主动脉窦部瘤样扩张，主动脉右冠窦膨入右室流出道内：心尖五心腔切面示室间隔回声延续明显中断，主动脉窦部瘤样扩张，主动脉右冠窦膨入右室流出道内，遮挡部分缺损口。CDFI：收缩期心室水平室间隔回声中断处可探及左向右分流血流束

右室流出道，破口约 0.4cm；主动脉瓣右冠瓣脱垂并中度关闭不全，二尖瓣、三尖瓣轻度关闭不全。

※ 超声提示

先天性心脏病：室间隔缺损，干下型，约 2.4cm，有效分流口约 0.6cm（主动脉右冠窦遮挡部分缺损口，缺损大小可能存在误差），左向右分流；主动脉右冠窦瘤形成，破入右室流出道，破口约 0.4cm；主动脉瓣右冠瓣脱垂并中度关闭不全，二尖瓣、三尖瓣轻度关闭不全。

※ 术中所见

室间隔缺损，干下型，直径约 2.3cm，右冠状动脉窦瘤破入右室流出道，剪除瘤囊，缺损约 0.6cm，探测主动脉瓣右冠瓣脱垂，主动脉瓣关闭不全。对患者行室间隔缺损修补 + 右冠窦瘤破裂修补 + 主动脉瓣置换术，术后恢复好。

※ 鉴别诊断

室间隔缺损合并乏氏窦瘤破裂需与室间隔缺损假性膜部瘤形成、室间隔缺损伴主动脉瓣脱垂、室间隔缺损伴肺动脉瓣关闭不全相鉴别。

◆ 室间隔缺损假性膜部瘤形成：在室间隔膜周部回声中断处可见膜样回声覆盖，呈瘤样膨入右心室侧，膜部瘤靠近三尖瓣隔瓣，部分患者膜部瘤与三尖瓣隔瓣粘连。心室水平分流为收缩期湍流频谱。

◆ 室间隔缺损伴主动脉瓣脱垂：右冠瓣可经过室间隔缺损进入右室流出道，此时，主动脉瓣的反流即可进入左心室，也可通过室间隔缺损进入右心室。用多普勒进行探测，可记录到室间隔缺损收缩期湍流频谱，主动脉瓣舒张期的反流频谱，容易与主动脉窦瘤破裂相混淆。多普勒频谱虽然可记录到双期的血流频谱，但并非连续性的。

◆ 室间隔缺损伴肺动脉瓣关闭不全：较大的漏斗部的室间隔缺损，如伴有肺动脉瓣反流，可记录到双期湍流血流、容易与主动脉右冠窦瘤破入右室流出道相混淆，但是其双期并不是连续性的。而且，CDFI 可清晰的显示室间隔缺损收缩期的湍流和舒张期源于肺动脉瓣的反流。

※ 最终诊断

先天性心脏病：室间隔缺损，干下型，约 2.3cm，左向右分流；主动脉右冠窦瘤形成，破入右室流出道，破口约 0.6cm；主动脉瓣右冠瓣脱垂并中度关闭不全，二尖瓣、三尖瓣轻度关闭不全。

※ 分析讨论

先天性心脏病室间隔缺损是指在胚胎发育时期，心室间隔发育不全导致的左右心室之间的异常交通，是临床上最常见的先天性心脏病，占先天性心脏病的 20% ~ 25%，室间隔缺损可以单独存在，也可与其他心内畸形并存。其临床表现与室间隔缺损的大小、部位、持续时间、并发症和患者的年龄密切相关。先天性主动脉窦瘤是指主动脉窦在发育过程中存在缺陷，主动脉窦壁缺乏正常的弹力纤维组织和肌肉组织，在主动脉内压力的持续作用和血流的长期冲刷下，窦壁逐渐变薄，向外呈瘤样或囊袋状扩张膨出。当主动脉窦瘤出现破裂即为主动脉窦瘤破裂或冠状动脉窦瘤破裂。先天性主动脉窦瘤及窦瘤破裂在临床上比较少见，占全部先心病患者的0.10%～3.56%。多数窦瘤患者合并其他心血管畸形，常见的有室间隔缺损、主动脉瓣脱垂并关闭不全、主动脉瓣二叶畸形等。多数窦瘤破裂患者有明显的诱发因素，如负重、剧烈运动、分娩、感染性心内膜炎等。室间隔缺损合并主动脉窦瘤时，大多数的室间隔缺损属于干下型，膨出的主动脉窦瘤为右冠窦瘤，多合并右冠瓣的脱垂，可部分阻塞室间隔缺损，甚至完全阻塞，可造成诊断困难。

本例患者临床症状不明显，偶有活动后气促、心悸。主要由心室水平左向右分流、主动脉右冠状动脉窦破裂的连续性分流和主动脉瓣舒张期反流所致。我院心脏彩超扫查胸骨旁左室长轴切面示室间隔回声中断处左向右分流血流信号，主动脉窦部瘤样扩张，主动脉右冠状动脉窦向外膨入右室流出道内，遮挡部分缺损口；主动脉瓣右冠瓣脱垂并中量反流。在此切面上并未发现主动脉右冠状动脉窦瘤上有破口。进一步扫查心底短轴切面见室间隔缺损紧邻肺动脉瓣，与肺动脉瓣间未见明显肌组织回声。主动脉窦部瘤样扩张，主动脉右冠状动脉窦向外膨入右室流出道内，遮挡部分缺损口，于窦瘤上可见一破口，大小约0.4cm。频谱及彩色多普勒超声血流示收缩期心室水平室间隔回声中断处的左向右分流血流束，主动脉与右室流出道间的连续性分流血流信号，舒张期源于主动脉瓣口的偏心性反流血流信号，从而可以确诊为室间隔缺损合并主动脉右冠状动脉窦破裂、主动脉瓣右冠瓣脱垂并中度关闭不全。

※ 经验教训

本例患者在外院就诊时，心脏彩超提示先天性心脏病、室间隔缺损，并没有诊断出右冠状动脉窦瘤破裂、主动脉瓣右冠状动脉瓣脱垂，本例患者为干下型的室间隔缺损，超声诊断需注意是否合并主动脉右冠状动脉窦瘤的形成或主动脉瓣右冠状动脉瓣脱垂，因为此型室间隔缺损位置较高，正好处于肺动脉瓣和主动脉右冠状动脉瓣的下方，容易造成主动脉右冠状动脉瓣缺乏支撑而脱垂；缺损较大时可导致主动脉右冠状动脉窦变形向外膨出。主动脉右冠状动脉窦瘤及主动脉瓣脱垂均可部分或完全阻塞室间隔缺损，需仔细扫查，结合彩色多普勒及频谱多普勒的特点进行鉴别。

※ 病例启示

干下型室间隔缺损因为缺损位置较高，容易造成主动脉右冠状动脉窦瘤的形成和（或）主动脉瓣右冠状动脉瓣脱垂，而约70%的主动脉窦瘤患者合并室间隔缺损，其中右冠状动脉窦瘤者几乎都合并室间隔缺损，故有时很难确定患者是主动脉窦瘤合并室间隔缺损，还是室间隔缺损导致某个主动脉窦变形和主动脉瓣脱垂。

超声心动图是诊断室间隔缺损合并主动脉右冠状动脉窦瘤破裂、主动脉瓣脱垂的重要方法，超声心动图检查时应仔细扫查并鉴别收缩期心室水平室间隔回声中断处的左向右分流血流束，主动脉与右室流出道间的连续性分流血流信号，舒张期源于主动脉瓣口的偏心性反流血流信号。

（现丽妮）

第四节 右肺动脉异常起源于升主动脉一例

※ 病史

患儿男，1岁。胸闷、心悸10余天。患儿平素易感冒，无晕厥、高热史。既往无肝炎、伤寒、结核史。临床初步诊断为肺炎。

※ 体格检查

血压70/40mmHg，心率125次/分，律齐，未闻及明显杂音，P2亢进。口唇、指端发绀，无杵状指（趾）。双肺呼吸音粗，无啰音。

※ 超声心动图

◆ 胸骨旁左室长轴切面：右房、右室稍扩大，升主动脉内径正常，升主动脉近端左后有异常血管发出（绿箭头所指）；CDFI：收缩期升主动脉血流分流至发出的异常血管（图6-4-1）。

◆ 大动脉短轴切面：可见两组半月瓣，升主动脉发出异常血管，主肺动脉未见分叉，直接延续为左肺动脉，未探及右肺动脉；CDFI：收缩期升主动脉血流分流至发出的异常血管，降主动脉与左肺动脉根部间可见红色暗淡舒张期为主异常血流信号（图6-4-2，图6-4-3）。

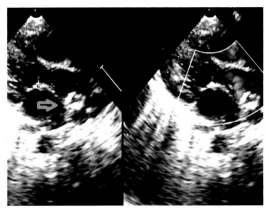

图6-4-1 （动态）升主动脉近端发出异常血管：胸骨旁左室长轴切面示右房、右室稍扩大，升主动脉内径正常，升主动脉近端左后有异常血管发出，其内血流频谱与升主动脉相似（绿箭头）

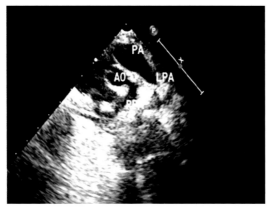

图 6-4-2 （动态）升主动脉近端发出异常血管：大动脉短轴切面示两组半月瓣，升主动脉发出异常血管，主肺动脉未见分叉，直接延续为左肺动脉

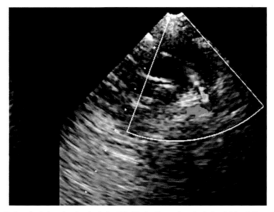

图 6-4-3 （动态）降主动脉与左肺动脉间异常血流：大动脉短轴切面示降主动脉与左肺动脉根部探及红色暗淡舒张期为主异常血流信号（箭头）

◆ 胸骨上窝切面：升主动脉除正常发出无名动脉、左颈总动脉、左锁骨下动脉外，在升主动脉近端发出一异常血管，收缩期升主动脉部分血流分流至发出的异常血管内（图 6-4-4）。

综合以上超声心动图检查结果，患者右房、右室稍大，右肺动脉异常起源，动脉导管未闭，异常表现主要为升主动脉近端有异常血管发出，而正常的右肺动脉位置未探及右肺动脉。提示：先天性心脏病：右肺动脉异常起源于升主动脉；动脉导管未闭。

※ 超声提示

先天性心脏病：右肺动脉异常起源于升主动脉；动脉导管未闭，大动脉水平左向右低速分流；肺动脉高压。

※ 大血管 CT

右肺动脉发自于升主动脉左后方，开口部内径约 0.9cm；动脉导管未闭，呈长管型，长约 2.5cm，内径约 0.9cm（图 6-4-5）。

※ 术中所见

见心脏稍扩大，以右心房、右心室扩大为主；见动脉导管未闭，内径约 0.9cm，长径约 2.5cm；右肺动脉起源于升主动脉后方，内径约 0.9cm。对患者行右肺动脉起源异常矫治 + 动脉导管未闭结扎术，术后恢复良好。

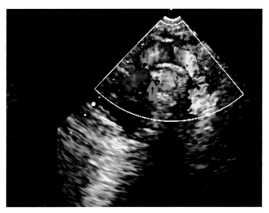

图 6-4-4 （动态）升主动脉近端发出异常血管：胸骨上窝切面示升主动脉近端发出异常血管，收缩期升主动脉一部分血流分流至发出的异常血管内（箭头）

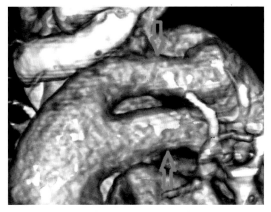

图 6-4-5 双源 CT：右肺动脉发自于升主动脉左后方（向上的绿箭头），动脉导管未闭（向下绿箭头）

※ 鉴别诊断

右肺动脉异常起源于升主动脉多需和完全性大动脉转位、永存动脉干、主动脉-肺动脉间隔缺损相鉴别。

◆ 完全性大动脉转位：由于右肺动脉从主动脉近端发出，形成一分叉，故易将主动脉当作是较早发出分叉的肺动脉，而将无右肺动脉分支的肺动脉当作升主动脉。此时两根大动脉空间位置辨别及显示左、右冠状动脉起始部者识别主动脉尤为重要。

◆ 永存动脉干：永存动脉干仅有一根单独的大动脉从心底发出，左、右肺动脉均发自此动脉干，无肺动脉瓣结构存在。

◆ 主动脉-肺动脉间隔缺损：无论是否合并右肺动脉异常起源，在大动脉短轴切面显示升主动脉横断面左侧与肺动脉主干右侧之间回声缺失，当间隔缺损位置较高时，可能会出现右肺动脉部分骑跨于升主动脉，此时在肺动脉长轴切面同时显示左、右肺动脉分支，可与右肺动脉异常起源于升主动脉相区别。

※ 最终诊断

先天性心脏病：右肺动脉异常起源于升主动脉；动脉导管未闭，大动脉水平左向右低速分流；肺动脉高压。

※ 分析讨论

肺动脉异常起源于升主动脉（anomalous origin of pulmonary artery from the ascending aorta，AOPA）是指右肺动脉或左肺动脉中的一支异常起源于升主动脉，而另一支仍与肺总动脉延续，又称为半永存动脉干，是一种非常少见的先天性心脏病，其中以右肺动脉异常起源（AORPA）相对多见，占70%~90%。AORPA血流动力学特征主要表现为严重的肺动脉高压。其原因为右侧肺接受升主动脉的高压灌注，肺部小动脉中层弹力纤维增生及内膜增厚、硬化，很快进展至肺动脉高压；与肺动脉相延续的左侧肺动脉，由于接受全部右心血量，加之伴发的动脉导管未闭、室间隔缺损等早期左向右分流，均可使左肺动脉的压力和容量负荷加重，亦会在早期出现肺动脉高压。由于AORPA易发生肺动脉高压和不可逆的肺血管梗阻性病变，且严重的肺血管疾病可能在出生后第三个月即出现，所以一旦明确诊断，应尽早手术治疗。超声心动图、心脏双源CT、主动脉造影检查均有助于诊断。

本例患者无特殊的临床表现，超声心动图扫查左室长轴切面示升主动脉近端左后有异常血管发出，CDFI显示其内血流频谱特点与升主动脉相似。起初超声将起源于升主动脉的肺动脉及升主动脉误认为是左右肺动脉分叉，进一步扫查胸骨旁大动脉短轴切面显示可见两组半月瓣，升主动脉发出异常血管，主肺动脉未见分叉，直接延续为左肺动脉。肺动脉位置正常，高位胸骨旁长轴切面显示"分叉的肺动脉"与主动脉弓及降主动脉延续，实际上是主动脉。此时识别主动脉尤为重要，显示左、右冠状动脉起始部者为主动脉。胸骨上窝切面仔细扫查显示起源异常的右肺动脉与主肺动脉延续的左肺动脉在两个不同的位置分别向左右发出走行，分别进入左、右肺，进一步证实了升主动脉近端发出异常血管是异常起源的右肺动脉。AORPA 易发生肺动脉高压，本病例患儿 1 岁，还合并动脉导管未闭畸形，右房右室稍大，左肺动脉既接收全部回流入右心系统的静脉血，又接收动脉导管未闭左向右分流，且动脉导管未闭内径较大，与异常起源的右肺动脉内径差不多，分流量较大，从而进一步加剧了肺动脉高压的发生。因此患儿虽合并动脉导管未闭，但杂音不明显，主要因为动脉导管未闭分流速度低，肺动脉高压所致。当肺动脉高压进一步发展，动脉导管未闭出现右向左分流时，易把动脉导管未闭误认为另一支肺动脉，从而漏诊 AORPA。

※ 经验教训

当出现下列情况时应高度怀疑肺动脉起源异常：①超声心动图示主肺动脉直接延续为单侧肺动脉，而另一侧肺动脉不能显示者；②被诊断为动脉导管未闭并早期出现发绀、肺动脉高压和右向左分流者，不能解释的肺动脉高压者一定要仔细寻找有无肺动脉分叉及左、右肺动脉并注意鉴别。右肺动脉异常起源于升主动脉其超声特点为：主动脉与肺动脉各自存在独立的半月瓣；主动脉与肺动脉间正常环绕关系存在；肺动脉主干远端无左右肺动脉分叉现象；升主动脉后壁或侧壁发出一异常血管，CDFI 可见主动脉血流射入升主动脉远端的同时进入此管腔。抓住其超声特点，注意鉴别诊断。

※ 病例启示

右肺动脉异常起源于升主动脉无特殊的临床特征尤其是在合并其他心血管畸形情形下更易漏诊。一旦漏诊，患者因其他心内畸形手术时将危及生命。因此术前发现合并的右肺动脉异常起源极为重要。当检查发现主肺动脉无分叉而延续为左肺动脉时应高度怀疑右肺动脉异常起源，沿主动脉升部及弓部寻找右肺动脉开口后可确立诊断。

（李海燕）

第五节　肺动脉吊带一例

※ 病史

患儿女，4 岁，咳嗽 4 天，喘息、发热 1 天。无明显呼吸困难，无抽搐，唇无发绀，无结核感染中毒症状。既往多次因喘息住院治疗，诊断为支气管哮喘，长期雾化吸入激素治疗，无结核接触史。临床初步诊断为支气管肺炎、支气管哮喘。

※ 体格检查

血压 90/50mmHg，体温 38.5℃，心率 148 次 / 分，心律齐，双肺呼吸音粗，可闻及较多痰鸣音及哮鸣音。心音有力，心前区未闻及杂音。

※ 超声心动图

◆ 胸骨旁左室长轴切面：各腔室内径正常，升主动脉内径正常，升主动脉近端未见异常血管发出（图 6-5-1）。

◆ 大动脉短轴切面：在正常肺动脉分叉处未能显示左肺动脉，右肺动脉近端后下方见一异常血管自右肺动脉发出呈"之"字形向左走行；CDFI：收缩期右肺动脉血流一部分进入发出的异常血管内，PWD 显示血流频谱特点与肺动脉频谱相似，降主动脉与右肺动脉发出的异常血管间可见连续性左向右分流血流信号（图 6-5-2 ~ 图 6-5-5）。

◆ 胸骨上窝主动脉弓长轴切面：右肺动脉呈圆形结构位于图像中央，紧邻右肺动脉可见另一个异常的圆形结构；CDFI：收缩期两个圆形结构同时充盈血流信号（图 6-5-6，图 6-5-7）。

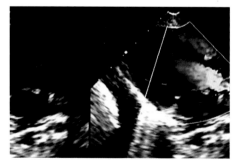

图 6-5-1　升主动脉近端未见异常血管发出：左室长轴切面示升主动脉近端未见异常血管发出

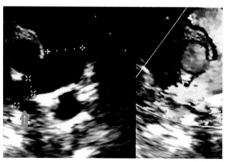

图 6-5-2　右肺动脉近端发出一异常血管：大动脉短轴切面示右肺动脉近端后下方见一异常血管，分叉处未见正常的左肺动脉发出（绿箭头）

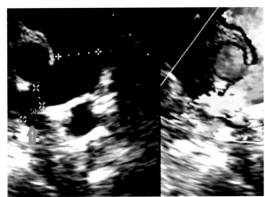

图 6-5-3 （动态）右肺动脉近端发出一异常血管：大动脉短轴切面示右肺动脉近端后下发出一异常血管，其内可见血流信号（箭头）

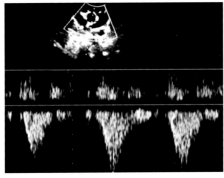

图 6-5-4 右肺动脉近端发出异常血管血流频谱特点与肺动脉频谱相似：PWD 显示右肺动脉近端发出异常血管血流频谱特点与肺动脉频谱相似

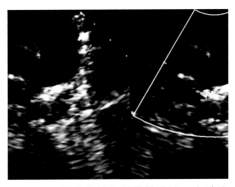

图 6-5-5 异常血管间持续性分流：大动脉短轴切面示降主动脉与右肺动脉发出的异常血管间可见连续性左向右分流血流信号

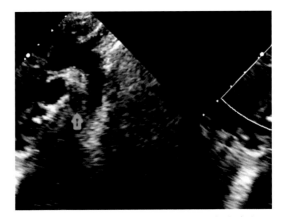

图 6-5-6 异常的无回声圆形结构：胸骨上窝主动脉弓长轴切面示右肺动脉呈圆形结构位于图像中央，紧邻右肺动脉可见另一个异常的圆形结构（绿箭头）

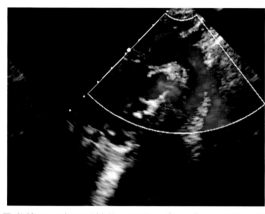

图 6-5-7 （动态）异常的无回声圆形结构：胸骨上窝主动脉弓长轴切面示收缩期右肺动脉短轴圆形结构及紧邻的异常圆形结构同时充盈血流信号

综合以上超声心动图检查结果，患儿各腔室内径正常，左肺动脉异常起自右肺动脉，动脉导管未闭。异常表现主要为正常位置未能探及左肺动脉，右肺动脉近端有异常血管发出，其形态及血流特点与左肺动脉相似。提示：先天性心脏病：左肺动脉异常起源于右肺动脉（肺动脉吊带）；动脉导管未闭，内径 0.3cm。

※ 超声提示

先天性心脏病：左肺动脉异常起源于右肺动脉（肺动脉吊带）；动脉导管未闭，内径 0.3cm；大动脉水平左向右分流。

※ 大血管 CT

主动脉弓峡部见宽约 0.3cm、长约 0.5cm 动脉导管未闭。左肺动脉起源于右肺动脉后方，并绕行于气管与食管间，左、右肺动脉远端分支未见狭窄征象。

诊断：左肺动脉吊带（左肺动脉起源于右肺动脉后方，并绕行于气管与食管间）（图 6-5-8）。

※ 术中所见

心脏未见明显扩大，见动脉导管未闭，内径约 0.3cm，长径约 0.5cm；左肺动脉起源于右肺动脉后方，内径约 0.5cm。对患者行左肺动脉异常起源矫治 + 动脉导管未闭结扎术，术后恢复良好。

※ 鉴别诊断

左肺动脉异常起源于右肺动脉（肺动脉吊带）需与先天性左肺动脉缺如及肺结核相鉴别。

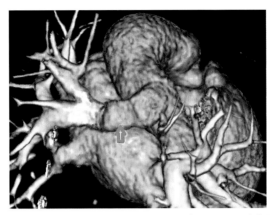

图 6-5-8　双源 CT：左肺动脉（绿箭头）起源于右肺动脉后方，并绕行于气管与食管间

◆ 先天性左肺动脉缺如　肺动脉吊带与左肺动脉缺如这两种疾病的共同点是都未能探及肺动脉分叉。先天性左肺动脉缺如是主肺动脉直接延续为右肺动脉，并且沿右肺动脉探测也没有左肺动脉出现；而肺动脉吊带则可以看到从右肺动脉第一级分支发出的左肺动脉。

◆ 肺结核　有相似的呼吸道症状，如慢性咳嗽、咳痰，伴喘息等，但肺结核常伴感染中毒症状，根据结核接触史、结核菌素试验和胸部 X 线改变予以鉴别。该患儿无上述特点，可基本排除肺结核。

※ 最终诊断

先天性心脏病：左肺动脉异常起源于右肺动脉（肺动脉吊带）；动脉导管未闭，内径0.3cm；大动脉水平左向右分流。

※ 分析讨论

肺动脉吊带（pulmonary artery sling，PAS）是一种罕见的先天性心血管畸形，又名迷走左肺动脉，其发病率占整个先天性心血管畸形的 1% 以下，1897 年 Glaevecke 和 Doehle 首次报道本病。PAS 是指左肺动脉异常起源于右肺动脉的后方，呈半环形，跨过右主支气管或气管远端，向左穿行于食道前和气管后，沿左主支气管后壁到达左肺门，在气管远端和主支气管近端形成吊带，即形成部分型血管环。当伴有动脉导管或韧带时，动脉导管自主肺动脉与右肺动脉接合处发出向后上方与降主动脉相连，与异常的左肺动脉一起形成完整的血管环。婴幼儿的气管环非常软，迷走的左肺动脉可压迫气管环，故常合并气管狭窄及气管支气管畸形。PAS 可以是整个左肺动脉起源于右肺动脉，也可以是左上肺动脉起源正常，而左下肺动脉起源于右肺动脉，此种类型较为少见。走行异常的左肺动脉分支较对侧细小，但在肺内的分布正常。PAS 常合并支气管畸形，导致气急、喘鸣或呼吸困难。若不治疗，大约 90% 患儿在 1 岁内死亡，因此早期诊断、早期治疗十分重要。常规超声心动图扫描左、右肺动脉时，有三个不可忽视的切面：①剑下肺动脉长轴切面，未见肺动脉分叉；②大动脉根部短轴切面，可见主肺动脉延续为右肺动脉，于右肺动脉第一级分支开口前显示左肺动脉开口，彩色多普勒显示右肺动脉有血流进入左肺动脉；③胸骨上窝右肺动脉长轴切面，可显示右肺动脉于第一级分支前发出左肺动脉。通过以上三个切面扫查，再结合临床不明原因的咳嗽、喘鸣、呼吸困难，超声可明确诊断 PAS。但由于超声心动图的局限性，不能显示左肺动脉与气管的关系以及对气道的压迫情况，CT 三维重建可弥补此缺陷。

本病例患儿无明显的心血管病体征，主要为呼吸道梗阻的临床表现，超声心动图扫查左室长轴切面升主动脉近端未见异常血管发出。大动脉短轴切面在正常肺动脉分叉处未能显示左肺动脉，于右肺动脉近端后下方见一异常血管发出。肺动脉异常起源常见于右肺动脉异常起源于升主动脉，但本病例升主动脉未见异常血管发出，主肺动脉直接延续为右肺动脉，其发出的异常血管考虑为左肺动脉。胸骨上窝主动脉弓长轴切面进一步扫查右肺动脉，呈圆形结构位于图像中央，紧邻右肺动脉亦可见一个异常的圆形结构，CDFI 显示右肺动脉有血流进入该圆形结构，从而确诊为 PAS。本病例患儿还合并小动脉导管未闭，大动脉水平左向右分流，肺动脉压力不高，约 35mmHg，然而当动脉导管未闭较大时，引起严重肺动脉高压，出现双向或右向左分流时，易将其误认为左肺动脉，则易导致超声仅诊断出动脉导管未闭而漏诊 PAS。此时就要注意多切面仔细探测，以鉴别诊断。

※ 经验教训

PAS 易漏诊、误诊。主要由于一方面 PAS 缺乏典型的心血管病变体征，主要表现为呼吸道症状，临床医师未能考虑到本病而不能给予超声医师相关提示；另一方面由于 PAS 非常少见，超声医师对本病的认识及重视不足，在检查时未能想到本病，对肺动脉分叉及左右分支发育及走行未能认真探测，则易造成漏诊。因此除了常规切面检查外，仍需于高位大动脉短轴切面检查肺动脉分叉，该切面可以清晰地显示肺动脉主干及左右分支，减少伪像干扰。

※ 病例启示

患儿均有不同程度的呼吸道梗阻症状，发病早、症状重，常规行超声心动图检查对早期诊断 PAS 至关重要。PAS 有典型的超声心动图表现，作出正确诊断并不困难，但由于本病少见，需扩大诊断思维，从而避免漏诊、误诊。

（李海燕）

第六节 冠状静脉窦间隔缺损

※ 病史

患者女性，48 岁，1 年前因感冒至当地医院就诊时发现心脏杂音，心脏超声检查提示先天性心脏病（具体不详），当时未行特殊治疗。患者病程中活动后无口唇青紫，偶有晕厥，无心悸、气促及呼吸困难，咳嗽、咯血，无腹胀腹痛，双下肢水肿，生长发育及活动耐力较同龄人相仿，无畏寒、高热，患者为求进一步治疗于 2017 年 4 月 10 日到我院就诊，门诊心脏超声检查示无顶冠状静脉窦综合征可能，分流口约 1.6cm，左向右分流；冠状静脉窦隔膜形成，交通口约 0.9cm；三尖瓣轻度关闭不全；少量心包积液。以先天性心脏病、无顶冠状静脉窦综合征收住院。

※ 体格检查

体温 36.5℃，脉搏 85 次 / 分，呼吸 20 次 / 分，血压 115/75mmHg。一般情况可，神清，查体合作，口唇无发绀，咽无红肿，扁桃体不大，颈静脉无充盈，双肺呼吸音清，无干、湿啰音，心前区无隆起，心界扩大，心率 85 次 / 分，窦性心律，胸骨左缘第二、第三肋间闻及 Ⅱ / Ⅵ 收缩期杂音，不伴传导，肺动脉区第二心音（P2）亢进，腹软，无压痛及反跳痛，肝脾未触及肿大，双下肢无水肿，周围血管征阴性。

※ 超声心动图

术前经胸超声心动图（TTE）

◆ 胸骨旁左室长轴切面：左心房内径增大，冠状静脉窦（CS）内径未见明显增宽，M型超声心动图测量心功能，室间隔与左室后壁呈同向运动，左心后方可见少量心包积液。CDFI 可见二尖瓣少量反流血流信号（图 6-6-1）。

◆ 右室流入道切面：冠状静脉窦局部内径增宽（图 6-6-2）。

◆ 大动脉短轴切面：肺动脉内径正常。

◆ 心尖四心腔切面：右心室、右心房内径增大，CDFI 显示三尖瓣探及中度反流血流信号（图 6-6-3）。

◆ 剑下双房心切面：房间隔与房室瓣环部位之间回声中断，CDFI 可见左向右分流血流信号（图 6-6-4）。

综合以上检查内容，右心室、右心房内径增大，右心容量负荷增加，而房间隔连续性完整，冠状静脉窦扩张，冠状静脉窦间隔中断，CDFI 显示左向右分流血流信号，考虑冠状静脉窦间隔缺损（UCSS）。

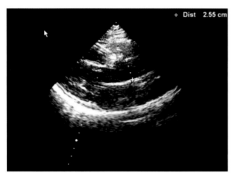
图 6-6-1 左心房内径增大：胸骨旁左室长轴切面示左心房内径增大，冠状静脉窦（CS）内径未见明显增宽

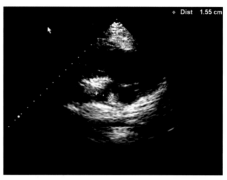
图 6-6-2 冠状静脉窦局部内径增宽：右室流入道切面示冠状静脉窦局部内径增宽

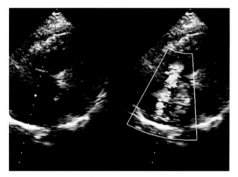
图 6-6-3 三尖瓣可见中度反流：心尖四心腔切面示三尖瓣可见中度反流血流信号

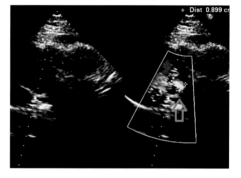
图 6-6-4 冠状静脉窦间隔中断：剑下双房心切面示冠状静脉窦间隔中断，CDFI 可见左向右分流血流信号（箭头）

超声提示

无顶冠状静脉窦综合征可能，分流口约 1.6cm，左向右分流；冠状静脉窦隔膜形成，交通口约 0.9cm；三尖瓣轻度关闭不全；少量心包积液。

术前经食管超声心动图（TEE）

◆ 0° 切面：房间隔完整，右心房内径增大（图 6-6-5）。

◆ 53° 切面：左心耳未探及明显血栓。

◆ 121° 切面：CS 扩张（图 6-6-6）。

◆ 133 切面：CS 扩张并与左、右心房有交通口，CDFI 交通口显示分流血流信号（图 6-6-7，图 6-6-8）。

◆ 135° 切面：三维重建扩张 CS 与左、右心房交通口（图 6-6-9）。

综合以上检查内容：右心室、右心房内径增大，CS 扩张，与左、右心房有交通口，CDFI 显示有分流血流信号，确诊 UCSS。

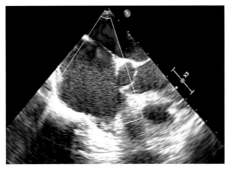

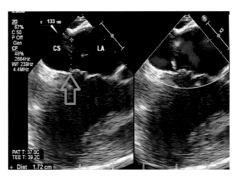

图 6-6-5　房间隔完整，右心房内径增大：双房心切面示房间隔连续性完整，右心房内径增大

图 6-6-6　CS 扩张：左心长轴切面示 CS 扩张，与左房交通口约 1.7cm（箭头）

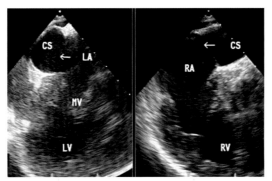

图 6-6-7　扩张的 CS 与左、右心房交通：左心长轴切面示扩张的 CS 与左、右心房交通

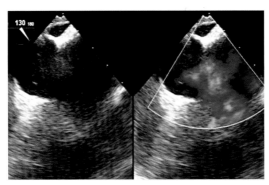

图 6-6-8　（动态）CS 与左心房交通口相交通：左心长轴切面示扩张的 CS 与左心房交通口有交通口，CDFI 左向右分流血流信号

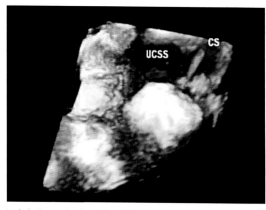

图 6-6-9 （动态）CS 与左、右心房交通口：CS 三维重建成像示 CS 与左、右心房交通口

超声提示

先天性心脏病：无顶冠状静脉窦综合征（Ⅰ型），分流口 1.8cm，左向右分流；冠状静脉窦口隔膜形成，交通口约 0.9cm；三尖瓣轻度关闭不全。

术后经胸超声心动图

胸骨旁左室长轴切面：右心室、左心房内径较术前缩小，M 型超声心动图示室间隔与左室后壁呈同向运动（图 6-6-10）。

心尖四心腔非标准切面：CS 内见人工血管，呈左房内隧道开口于右心房，人工血管通畅，心尖四心腔切面：CDFI 示三尖瓣可见轻度反流血流信号，心房水平未见明显分流血流信号（图 6-6-11）。

超声提示

先天性心脏病：无顶冠状静脉窦综合征矫治＋三尖瓣瓣环成形＋房间隔缺损修补术后；心房水平未见明显分流；三尖瓣轻度关闭不全。

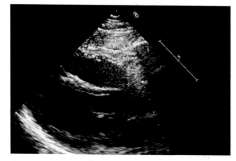
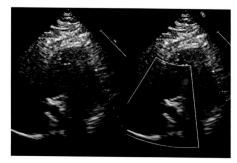

图 6-6-10 CS 未见明显扩张，右心室内径缩小：胸骨旁左室长轴切面示 CS 未见明显扩张，右心室内径缩小

图 6-6-11 CS 未见明显扩张：心尖四心腔非标准切面示 CS 未见明显扩张

※ 大血管 CT

心脏大血管增强扫描见右心房、右心室、左心房增大，冠状静脉窦内径增宽，冠状静脉窦扩张，内径约 2.1cm，窦顶壁缺损与左房沟通，缺损范围约 2.2cm，胸主动脉未见狭窄及扩张征象。肺动脉主干及其分支内径比例正常；肺静脉未见异常引流征象。左、右冠状动脉开口未见变异征象。未见明确永存左上腔静脉（图 6-6-12）。

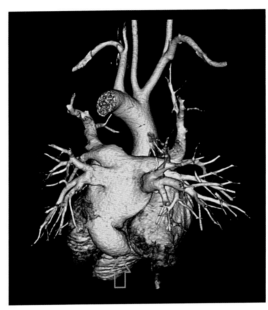

图 6-6-12　大血管 CT：CS 三维重建示扩张的 CS 连接左心房与右心房（箭头）

诊断：冠状静脉窦型房缺，缺损处内径约 2.2cm；冠状静脉窦扩张，内径约 2.1cm；少量心包积液。

※ 术中所见

术中见右心房、右心室扩大，切开右心房，见房间隔缺损和继发孔，大小约 0.5m×0.5cm，未见冠状静脉窦开口，切开房间隔探测，见冠状静脉三个开口于左房，大小约 0.8cm、0.7cm、0.2cm，修复冠状静脉窦间隔缺损，冠状静脉窦重建管道引流入右心房，呈左房内隧道开口于右心房，修补继发孔房间隔缺损和三尖瓣成形。

术中心脏食管超声检查：冠状静脉窦重建管道引流入右心房，血流通畅，心房水平未见明显分流，二尖瓣、三尖瓣少量反流。

※ 鉴别诊断

原发孔型房间隔缺损：在任何能显示房间隔切面，均能探及靠近房室瓣环的低位房间隔回声中断，通常伴有二尖瓣前叶裂和三尖瓣隔叶发育不良等畸形。冠状静脉窦间隔缺损：心尖非标准四腔和两腔、剑下双房心和非标准四心腔切面，探头倾斜可探及房间隔与房室瓣环部位之间回声中断，此时观察不到二尖瓣结构，可观察到 CS 的部分结构，探头继续倾斜较大幅度时，将观察不到 CS 结构。

※ 最终诊断

UCSS Ⅰb 型；房间隔缺损（ASD），继发孔型；三尖瓣关闭不全；心包积液；心功能Ⅱ级（NYHA 分级）。

※ 分析讨论

◆ 冠状静脉窦间隔缺损（UCSS）：又称无顶冠状静脉窦综合征，在胚胎发育过程中，左侧心房静脉皱襞形成不完全，造成冠状静脉窦顶部和相应心房后壁之间的间隔缺损。目前国内分型为：Ⅰ 型（完全型）：冠状静脉窦间隔完全缺如，冠状静脉直接开口于左、右心房。Ⅱ 型（中间部分型）：CS 间隔的中间段至上游段，有一个或数个圆形或椭圆形缺损，CS 与左、右心房交通或两心房相互交通。Ⅲ 型（终端部分型）：常并发房室管畸形，CS 近开口处间隔缺损，冠状静脉窦开口于左心房，二尖瓣后内交界外下方，静脉血汇入左心房，同时左、右心房相互交通。以上三型根据是否合并永存左上腔静脉（PLSVC），分 a 型和 b 型。Kirklin、Barratt-Boyes 等提出冠状静脉窦间隔缺损分四型，Ⅰ 型：冠状静脉窦间隔完全缺如，合并永存左上腔静脉；Ⅱ 型：冠状静脉窦间隔完全缺如，无永存左上腔静脉；Ⅲ 型：CS 间隔的中间段至上游段，有一个或数个圆形或椭圆形缺损；Ⅳ 型：CS 近开口处间隔缺损。

◆ 超声检查方法

经胸超声心动图

由于冠状静脉窦位于房间隔后部走行于左心房室沟，TTE 检查本身就位于声束的远场，难以观察 CS 结构，而应用 CDFI 显示时，由于存在上、下腔静脉血流的干扰并且其血流束与声束方向的夹角又偏大，所以容易造成 UCSS 的漏诊。在心尖非标准四腔和两腔、剑下双房心和非标准四心腔观察 CS 长轴切面更为清晰。而胸骨旁右心室流入道切面观二维图像尽管没有心尖非标准四腔和两腔观清晰，但由于 CS 长轴与声束方向的夹角较小，可以记录到较为满意的多普勒血流频谱，因此胸骨旁右心室流入道切面观可视为多普勒检测 CS 血流较为理想的切面。本例患者胸骨旁左室长轴切面检查，CS 内径未见明显增宽，右室流入道切面探及 CS 内径局部增宽，剑下双房心切面探及房间隔与房室瓣环部位之间回声中断。CDFI 可见左向右分流血流信号、右心扩大等声像学改变，可初步诊断 UCSS。因此在诊断过程中，需多切面观察，综合判断。可进行 TEE 进一步检查，帮助诊断，提高诊断信心。

在以下情况应注意观察有无合并 UCSS：①由于本病 75% 以上合并永存左上腔静脉，所以在检查中发现有 PLSVC 存在时，且 PLSVC 汇入左心房时，应注意扫查是否合并 CS 间隔缺损。②无 PLSVC，CS 内径增宽。③有 ASD 尤其是继发孔型 ASD。④有室间隔缺损，房室瓣裂，法洛四联症或体静脉回流异常等多种心脏结构畸形情况下。⑤如果患者房间隔缺损较小或者没有房间隔缺损，与右心扩大、肺动脉增宽或者肺动脉高压征象不符合时，应警惕合并 UCSS，注意扫查房间隔与房室瓣环部位之间是否有回声不连续，应与继发孔型房间隔缺损鉴别。

经食管超声心动图

经 TTE 初筛后，怀疑是 UCSS 时，可以进行 TEE 检查。在 TEE 检查时，可以结合三维、彩色多普勒等技术观察 CS 及其与相邻心脏结构的关系，并可进行三维重建清晰显示 CS 心房开口位置，其间隔缺损部位、大小、毗邻关系，其血流显像可探测 CS 与左心房壁之间的分流，以确诊 UCSS。由此可见，TEE 较 TTE 能够更准确地诊断 UCSS。

右心超声造影

左、右心房室腔显影的顺序和时间与 UCSS 各类型的血流动力学有密切关系，UCSS 合并 PLSVC 时，PLSVC 内的静脉血汇入左心房，经左侧肘静脉注射造影剂，右心超声造影中，可以看到 PLSVC 显影，并且可以观察到造影剂通过 PLSVC，UCSS 进入左心房，左心房先于右心显影，比较容易诊断。而 UCSS 无合并 PLSVC，左、右心房通过 UCSS 相互交通，通常左心房内血流经过 UCSS 进入右心房，右心超声造影中，右心房、右心室顺序显影，此时可见到右心房内的造影剂充盈缺损（负性显影），当右心房压力超过左心房时，则左心房在右心显影之后，可出现显影。以此可见，右心超声造影可提高 UCSS 的诊断率，特别是 UCSS 合并 PLSVC，通过右心超声造影可更容易诊断。

※ 经验教训

TTE 诊断 UCSS 漏诊率、误诊率较高，当 TTE 怀疑是 UCSS 时，可以结合 TEE 三维成像及三维血流检查，能够对心脏解剖和形态学信息提供必要的补充和更明确的诊断，同时也可以结合右心超声造影检查，提高诊断正确率，增强信心。这就需要心脏超声医师掌握超声的一些新方法和技巧，对于诊断有困难的疾病，可以结合多种方法进行诊断，以进一步明确诊断，为临床医师提供治疗或手术方式方法的信息。

※ 病例启示

心脏超声医师诊断心脏疾病时，特别是复杂性先天性心脏病时，应常规观察是否合并 PLSVC，跟踪观察 PLSVC 是否汇入左心房，同时观察 CS 是否扩张，窦壁是否有回声中断，结合 CDFI 观察血流分流，应多切面或多个位置观察，必要时进行 TEE 检查或右心造影检查，以明确诊断。

（丁云川　伍巧玲）

第七节　房间隔缺损合并下腔静脉畸形一例

※ 病史

患儿女，14 岁。体检时发现心脏杂音，当地医院心脏彩超示先天性心脏病、房间隔缺损，曾行房间隔缺损封堵手术，手术未成功。

※ 体格检查

心脏浊音界扩大，心率96次/分，律齐，胸骨左缘第二、第三肋间可闻及 Ⅲ/Ⅵ 级收缩期杂音，粗糙，肺动脉瓣区第2心音（P2）高于主动脉瓣区第2心音（A2），伴固定分裂。

※ 经胸超声心动图

- ◆ 胸骨旁四心腔切面：右心房、右心室内径增大，房间隔中部回声中断；彩色多普勒超声血流显示房间隔回声中断处左向右分流血流信号（图 6-7-1）。
- ◆ 胸骨旁大动脉短轴切面：亦显示房间隔中部回声中断；CDFI 血流显示房间隔回声中断处左向右分流血流信号，未显示下腔静脉口（图 6-7-2）。
- ◆ 剑下切面：亦显示心房水平左向右分流血流信号，未显示下腔静脉口（图 6-7-3）。

※ 经胸超声心动图提示

先天性心脏病：房间隔缺损，继发孔型，约 3.0cm，左向右分流；下腔静脉肝段缺如待除外。

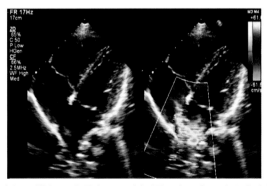

图 6-7-1 （动态）房间隔缺损：胸骨旁四心腔切面示右心房、右心室内径增大，房间隔回声中断处左向右分流

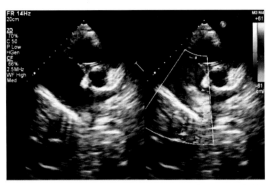

图 6-7-2 （动态）房间隔缺损：胸骨旁大动脉短轴切面示房间隔回声中断处左向右分流，未显示下腔静脉口

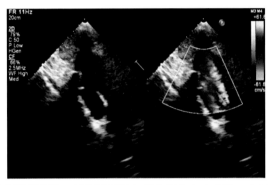

图 6-7-3 （动态）房间隔缺损：剑下切面示心房水平左向右分流，未显示下腔静脉口

※ 双源 CT

◆ 双下腔静脉变异畸形：总下腔静脉入右房位置异常，紧贴前腹壁汇入右房；肝静脉经下腔静脉入右房口下方汇入（图 6-7-4）。

◆ 左下腔静脉于 L1 水平与左腰升静脉吻合，经左腰升静脉、半奇静脉、上腔静脉汇入右房。

◆ 双肾静脉位置异常，行于腹主动脉后方。

◆ 腹腔干与肠系膜上动脉共干。

◆ 房间隔缺损，缺损处大小约 3.0cm×4.4cm。

※ 术中所见

全身麻醉体外循环下行房间隔缺损修补 + 三尖瓣成形术。术中见下腔静脉位置异常，右房切口，见房间隔缺损为继发孔，直径约 3.0cm。

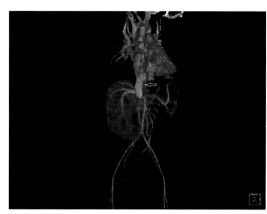

图 6-7-4　下腔静脉变异畸形：总下腔静脉入右房位置异常，紧贴前腹壁汇入右房（绿箭头）；肝静脉经下腔静脉入右房口下方汇入

※ **最终诊断**

房间隔缺损；下腔静脉畸形。

※ **分析讨论**

下腔静脉畸形常常伴随着各种各样的先天性和病理性的疾病，为相关临床诊疗提供了重要信息。下腔静脉的先天变异由卵黄静脉、后主静脉、下主静脉和上主静脉的异常发育导致，发病率大约为4%。由于卵黄静脉、后主静脉、下主静脉和上主静脉异常永存、退化和连接，可发生下腔静脉缺如、重复畸形、左侧异位，下腔静脉延续为胸部静脉和下腔静脉后输尿管等畸形，可以单独或联合存在。尽管多数下腔静脉畸形无症状，但认识并重视先天性下腔静脉畸形不仅可以解释种种影像学异常表现，避免不必要的诊疗措施，同时还对胸腹部手术具有重要指导意义。

下腔静脉重复畸形是形成双侧下腔静脉肾下段的双侧上主静脉没有退化的结果，确定下腔静脉重复畸形对患者的血管介入治疗很重要。先天性下腔静脉肝段缺如往往与单心房、单心室、房室间隔缺损、法洛四联症、右室双出口、肺动脉闭锁等复杂心脏畸形并存。何亚峰等发现并发下腔静脉肝段缺如的各种心内畸形中，房间隔异常为最基础、最普遍的发育缺陷。因此，若超声心动图发现房间隔发育缺陷，建议常规探测肝静脉及上、下腔静脉尤其下腔静脉走行及汇入，避免漏诊下腔静脉肝段缺如等血管畸形。国内已有采用介入方法经半奇静脉途径成功封堵下腔静脉缺如伴房间隔缺损的病例。

※ **经验总结**

对于简单先天性心脏病和心内结构正常的患者，往往忽略了对下腔静脉走行和变异的探测。检查中应做到细致全面，发现异常征象，提示临床进一步排查，避免漏诊下腔静脉畸形等血管畸形。

　　超声心动图对心内畸形、瓣膜功能、室壁运动、心功能等血流动力学情况具有明显优势，但对心腔外大血管走行的显示，MRI、CT、心血管造影则具有明确优势。

（李建华）

第八节　室间隔缺损形成功能性左室右房通道一例

※ 病史

患儿女，4 岁，体检时发现心脏杂音。

※ 体格检查

患儿发育一般。血压 85/45mmHg，双肺呼吸音粗，心脏浊音界扩大，胸骨左缘第三、第四肋间可闻及 Ⅲ / Ⅵ 级收缩期杂音，呈喷射样，粗糙，P2 ＞ A2。

※ 经胸超声心动图

◆ 胸骨旁左室长轴切面：左心室内径增大，CDFI 示主动脉瓣下室间隔膜周部彩色过隔血流信号（图 6-8-1）。

◆ 胸骨旁大动脉短轴切面：CDFI 示室间隔膜周部过隔血流信号经三尖瓣分流入右心房，并见三尖瓣反流血流信号（图 6-8-2）。

◆ 胸骨旁五心腔切面：CDFI 示室间隔彩色过隔血流信号位于主动脉瓣下（图 6-8-3）。

◆ 胸骨旁四心腔切面：CDFI 示室间隔未见明显过隔血流信号（图 6-8-4）。

◆ 频谱多普勒超声：胸骨旁左室长轴切面示间隔过隔血流信号处引出收缩期左向右高速血流信号（图 6-8-5）；胸骨旁大动脉短轴切面示三尖瓣引出收缩期高速反流血流信号（图 6-8-6）。

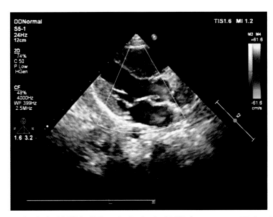

图 6-8-1　室间隔缺损：胸骨旁左室长轴切面示左心室内径增大，CDFI 示主动脉瓣下室间隔膜周部彩色过隔血流信号

※ 经胸超声心动图提示

先天性心脏病：室间隔缺损，膜周型，约 0.6cm，左向右分流（功能性左室右房通道形成）；三尖瓣中度关闭不全。

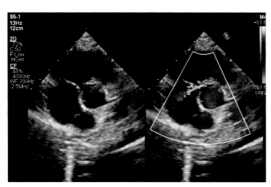

图 6-8-2 （动态）室间隔缺损：胸骨旁大动脉短轴切面 CDFI 示室间隔膜周部过隔血流信号经三尖瓣分流入右心房，并见三尖瓣反流血流信号

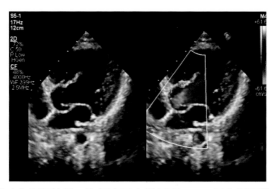

图 6-8-3 （动态）室间隔缺损：胸骨旁五心腔切面 CDFI 示室间隔彩色过隔血流信号位于主动脉瓣下

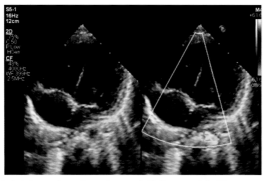

图 6-8-4 （动态）室间隔未见明显过隔：胸骨旁四心腔切面 CDFI 示室间隔未见明显过隔血流信号

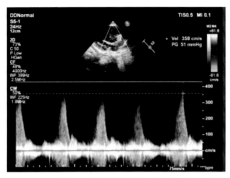
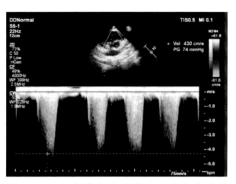

图 6-8-5　室间隔收缩期高速过隔血流：胸骨旁左室长轴切面频谱多普勒超声示室间隔过隔血流信号处引出收缩期左向右高速血流信号

图 6-8-6　三尖瓣高速反流：胸骨旁大动脉短轴切面示三尖瓣引出收缩期高速反流血流信号

※ 鉴别诊断

形成功能性左室右房通道的室间隔缺损需与解剖型左室右房通道及主动脉窦瘤破裂相鉴别。

◆ 解剖型左室右房通道：二者均呈现左心室向右心房的分流血流信号，但解剖型左室右房通道的分流部位在房室间隔，而本病的分流部位在室间隔膜周部，由于三尖瓣组织与缺损口的粘连阻挡，导致分流血流经三尖瓣入右心房，因此形成功能性左室右房通道，二维超声多切面扫查可鉴别。

◆ 主动脉窦瘤破裂：二者的分流部位不同，分流频谱时相亦有差别，主动脉窦瘤破裂呈双期分流血流信号，本病例的分流信号为收缩期，多普勒超声可予鉴别。另外，还要注意与三尖瓣关闭不全相鉴别，三尖瓣的反流点源于瓣口，血流方向是由右心室流向右心房。

※ 术中所见

室间隔缺损，膜周型，约 0.7cm，三尖瓣组织与缺损口粘连。全身麻醉体外循环下行室间隔缺损修补术、三尖瓣成形术。

※ 术后经胸超声心动图

胸骨旁大动脉短轴切面、胸骨旁五心腔切面室间隔膜周部均探及补片回声，原分流消失（图 6-8-7，图 6-8-8）。

※ 最终诊断

室间隔缺损（膜周型）；三尖瓣关闭不全。

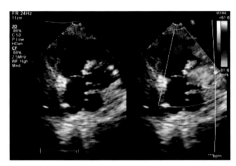 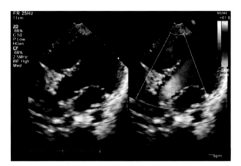

图 6-8-7 室间隔膜周部补片回声，原分流消失：胸骨旁大动脉短轴切面示室间隔膜周部探及补片回声，原分流消失

图 6-8-8 室间隔膜周部补片回声，原分流消失：胸骨旁五心腔切面示室间隔膜周部探及补片回声，原分流消失

※ 分析讨论

本病例的缺损位于室间隔膜周部，由于三尖瓣隔叶组织与缺损口粘连，同时合并三尖瓣隔前交界区的发育不良，导致分流血流经三尖瓣口直接分流入右心房，因此三尖瓣反流血流中包含左向右的高速分流血流。频谱多普勒超声引出三尖瓣的高速反流血流信号，形成功能性的左室右房通道，与解剖型的左室右房通道的血流动力学相似，解剖型的左室右房通道是由于心内膜垫发育异常导致的二尖瓣与三尖瓣间的房室间隔缺损，引起收缩期左心室向右心房的左向右分流，鉴别需要多切面仔细辨别缺损的部位。另外，还须与主动脉窦瘤破裂入右心房相鉴别，通过仔细扫查，二者的缺损部位较易分辨。且主动脉窦瘤破裂的多普勒超声表现为双期的左向右分流血流信号，室间隔缺损的多普勒超声表现为收缩期的左向右分流血流信号。与三尖瓣关闭不全相鉴别，主要观察三尖瓣的反流点源于瓣口，血流方向是由右心室流向右心房。

本病例三尖瓣反流压差较高，但仅有左心室增大，不存在重度肺高压的征象，这是由于三尖瓣反流中包含左心室向右心房的高速分流血流。检查中如发现矛盾表现，要仔细甄别病变，不可盲目诊断。

※ 经验总结

◆ 对于心内分流的诊断，要注意辨别分流的起源位置以及分流的频谱特点。
◆ 要注意心内畸形的病理特征、血流动力学改变、心脏腔室的重构是否一致。

（李建华）

第九节　孤立性左心室憩室一例

※ 病史

患儿男，13 岁。体检时发现心脏杂音。既往体健，偶感心悸，无胸痛、乏力及呼吸困难。心电图示完全性右束支传导阻滞，临床初步诊断为心脏杂音待查。

※ 体格检查

血压 105/75mmHg，心率 85 次 / 分，律齐，胸骨右缘第二肋间闻及 II 级收缩期杂音。

※ 超声心动图

◆ 左室长轴切面：右冠窦处见一增宽的管道样结构（图 6-9-1）。

◆ 大动脉短轴切面：于 11:00–12:00 方向见一囊袋状结构与左室腔相通，两者交界处稍狭窄，颈部约 1.3cm，深约 3.0cm，最宽处约 1.7cm；CDFI：在其颈部见与左室收缩和舒张同步的出入其内的彩色血流（图 6-9-2，图 6-9-3）。

◆ 心尖五心腔切面：见一囊袋状结构起自主动脉瓣下左心室流出道前壁，与左心室腔相连；CDFI：见随左室舒缩出入其内的彩色血流（图 6-9-4，图 6-9-5）。

◆ 心尖五心腔切面：三维成像示囊壁上可见强回声钙化影（图 6-9-6）。

综合以上超声心动图检查结果，该患者异常表现主要为主动脉瓣下见一囊袋状结构与

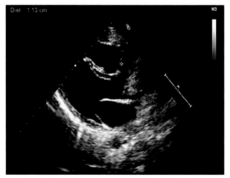

图 6-9-1　右冠窦处见一增宽的管道样结构：左室长轴切面示右冠窦处见一增宽的管道样结构

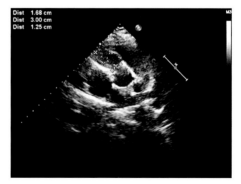

图 6-9-2　于 11:00–12:00 方 向 一 囊 袋 状结构与左室腔相通：大动脉短轴切面示于 11:00–12:00 方向见一囊袋状结构与左室腔相通，两者交界处稍狭窄，颈部约 1.3cm，深约 3.0cm，最宽处约 1.7cm

左室腔相通，在其颈部见与左室收缩和舒张同步出入其内的彩色血流。提示：左心室憩室可能。

※ 超声提示

孤立性左心室憩室。

※ 术中所见

主动脉瓣下左心室流出道前壁见一囊袋状憩室，以窄颈与左心室腔相连，颈部约1.3cm，长径约3.2cm，最宽处约2.0cm。壁薄且完整，壁上可见钙化及少许陈旧性血栓，予切除缝合，术后恢复好。

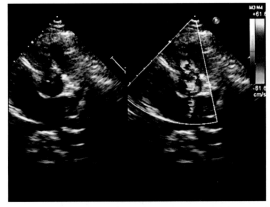

图 6-9-3 （动态）于11:00–12:00方向一囊袋状结构与左室腔相通：大动脉短轴切面示于11:00–12:00方向见一囊袋状结构与左室腔相通；CDFI：在其颈部见与左室收缩和舒张同步的出入其内的彩色血流

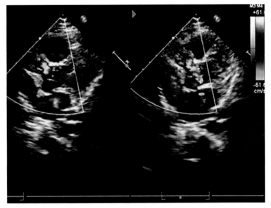

图 6-9-4 一囊袋状结构起自主动脉瓣下左心室流出道前壁，与左心室腔相连：心尖五心腔切面示一囊袋状结构起自主动脉瓣下左心室流出道前壁，与左心室腔相连；CDFI：见随左室舒缩出入其内的彩色血流

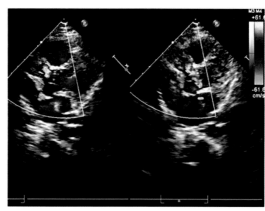

图 6-9-5　（动态）一囊袋状结构起自主动脉瓣下左心室流出道前壁，与左心室腔相连：心尖五心腔切面示一囊袋状结构起自主动脉瓣下左心室流出道前壁，与左心室腔相连；CDFI：见随左室舒缩出入其内的彩色血流

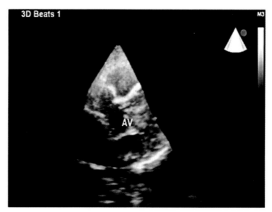

图 6-9-6　囊壁上可见强回声钙化影：心尖五心腔切面三维成像示囊壁上可见强回声钙化影

※ 鉴别诊断

心室憩室多需和冠状动脉瘤、左室室壁瘤相鉴别。

◆ 冠状动脉瘤：冠状动脉瘤是指冠状动脉发生局部性或弥漫性扩张，超过原来直径的两倍以上，呈单发性或多发性瘤样改变。先天和后天病变均可造成，RCA 较为常见。在瘤内血流缓慢易导致血栓形成，继而阻塞血管。经仔细探测该患者未见冠状动脉开口异常，追踪其走行未见扩张，可基本排除。

◆ 左室室壁瘤：心室憩室应与真、假性室壁瘤相鉴别，憩室与室壁瘤均具有室壁呈囊状向外膨出的特点，但心室憩室为紧靠心室呈囊袋状或类圆形无回声区。囊壁与心室壁之间以狭窄的通道相连续，较正常的心室壁薄。肌性憩室可见完整的室壁结构，具有一定的收缩功能而纤维性憩室壁薄且无收缩功能。真性室壁瘤患者既往有心肌梗死病史，梗死区的心肌组织坏死，在修复过程中由结缔组织替代而形成纤维瘢痕区，在左心室压力的持续作用下逐渐变薄而向外瘤样膨出。超声显示与正常心肌组织之间有明确的分界，基底部宽，运动消失或与正常心室壁呈反常运动，病史及心血管造影有助于明确诊断。假性室壁瘤是由于室壁破裂，破口周围由血栓堵塞或粘连而形成，瘤体通过一窄口与心室相通。超声心动图示心室旁一附加腔，关键点是与心室肌无延续性。

※ 最终诊断

孤立性左心室憩室（纤维型）。

※ 分析讨论

心室憩室（ventricular diverticulum）是一种较为罕见的先天性心脏畸形，以左心室憩室为多见。据文献报道，绝大多数见于婴幼儿和儿童。左心室憩室的病因尚不明确，可能因胚胎发育异常或病毒感染导致，还有学者认为纤维性憩室可能由于肌性心室壁与瓣环之间的缺损或发育薄弱所致。通常在胸片、超声心动图检查时被发现，经心血管造影、手术或尸检证实。尸检示发生率约为 0.4%。大多数心脏憩室伴有其他类型心脏畸形，少数不伴者称为孤立性心脏憩室，多为左室憩室，易发生于成人。

心室憩室尚没有统一的分类标准，按发病原因分为先天性及继发性两类。先天性心室憩室是由于局部心肌数量减少，在心室腔压力作用下致使局部心肌薄弱的部分异常膨出而形成。继发性心室憩室的发病原因主要是心室压力异常升高，如心室流出道梗阻或心室局限性病变如心肌缺血、心肌炎等。

心脏憩室在组织学上可分为肌型和纤维型两种类型。纤维型憩室少见，多位于心尖部或二尖瓣下，位于主动脉瓣下者极为罕见。纤维型憩室局部心壁由纤维组织构成，无收缩功能，较易破裂，常为单纯性先天性病变，一般不伴有先天性心血管畸形。

心脏憩室患者通常没有症状，多数于偶然或诊断其他疾病的过程中发现。心脏憩室呈囊状与心腔之间直接相通，两者交界处常有狭窄，憩室内可有血栓形成。憩室多单独存在，亦可合并其他心脏疾病。心脏憩室可导致心脏破裂、感染性心内膜炎、血栓栓塞、严重的心律失常及猝死。该类疾病外科手术疗效良好，早期诊断对患者的预后至关重要。

超声心动图、磁共振、心血管造影等可有助于诊断此病。超声心动图对左心室憩室有独特的诊断价值，可以测量憩室的大小，显示左室壁的局限性膨出、变薄及室壁运动减低及收缩和舒张功能下降，是诊断憩室有效的手段。

本例患者临床症状不典型，偶有心悸。超声心动图扫查左室长轴切面于右冠窦处见一增宽的管道样结构，起初认为是扩张的 RCA，仔细探测见冠状动脉开口无异常且未见明显扩张。大动脉短轴切面于 11:00–12:00 方向见一囊袋状结构与左心室心腔之间直接相通，两者交界处稍狭窄，局限性增厚，有类似心脏破裂的室壁残端的表现。囊袋状结构未见明显收缩及舒张活动，彩色多普勒显示在其颈部可探及与左室收缩和舒张同步的出入瘤体的血流频谱，瘤壁及瘤体顶端未见异常交通血流信号。进一步扫查心尖五心腔切面于主动脉瓣下亦探及上述异常结构，起自主动脉瓣下左心室流出道前壁，以窄颈与左心室腔相连，壁上可见强回声钙化点，未发现其他心脏畸形如房室间隔缺损、瓣膜病变等，从而初步诊断为孤立性左心室憩室。

※ 经验教训

本例患者超声异常表现为与左心室腔相通的一囊袋状结构，诊断时应注意与左心腔局部向外膨出的疾病相鉴别，尤其是真性及假性室壁瘤。后者多见于心尖部及左室游离壁，有心肌梗死病史。此外，还应仔细扫查冠状动脉及膜部室间隔，避免误诊为冠状动脉瘤及室间隔膜部瘤。如超声心动图怀疑为憩室，确诊存在困难时，还应结合其他影像学检查如心血管造影或 CT 等。

※ 病例启示

超声心动图是诊断心脏憩室的重要方法，应仔细检查囊袋状结构与心室腔相交通的情况，囊壁是否完整，其内是否有血栓形成，若囊壁菲薄或血栓形成应尽早手术治疗，避免憩室破裂及血栓栓塞。

（罗庆祎）

第十节 左肺动脉异常起源于降主动脉并二尖瓣巨大裂

※ 病史

患儿男，12岁，发现心脏杂音多年，曾在当地医院诊断为先天性心脏病，具体不详，到我院准备行手术治疗。病程中，患儿时有心悸、气促表现，无明显咳嗽、咳痰、咯血，无夜间阵发性呼吸困难及不能平卧，否认外伤史、晕厥病史。自发病以来，患儿精神可，饮食稍差，睡眠可，二便正常。

※ 体格检查

体温36.2℃，脉搏90次/分，呼吸20次/分，血压90/60mmHg。神清，无颈静脉充盈，口唇稍发绀；双肺呼吸音粗，无啰音，心前区无隆起，心脏浊音界扩大，心率90次/分，窦性心律，心前区广泛收缩期杂音，向心尖部传导；腹平软，肝脾未触及，双下肢无水肿，周围血管征阴性。

※ 超声心动图

◆ 左室长轴切面：左心室、左心房内径明显增大，主动脉内径增宽，左心室壁心肌运动稍增强。CDFI：心室水平收缩期左向右分流血流信号，主动脉瓣舒张期反流血流信号，二尖瓣收缩期反流血流信号（图6-10-1，图6-10-2）。

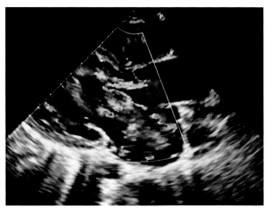

图6-10-1 主动脉瓣反流：左室长轴切面示主动脉瓣反流血流信号

◆ 心底大动脉短轴切面：室间隔膜周部可见回声连续性中断，约 1.2cm。主肺动脉与右肺动脉内径增宽，左肺动脉未能显示。CDFI：心室水平回声中断处左向右分流血流信号，峰值流速 316cm/s，峰值压差 40mmHg，未能显示左肺动脉血流信号（图 6-10-3 ～ 图 6-10-5 ）。

◆ 心尖四心腔切面：左心室、左心房内径增大，二尖瓣瓣叶增厚，前叶可见较大裂隙。CDFI：可见二尖瓣收缩期大量反流血流信号（图 6-10-6 ）。

◆ 二尖瓣短轴切面：二尖瓣前叶可见较大裂隙。CDFI：可见二尖瓣口起源于裂隙处的反流血流信号（图 6-10-7 ）。

◆ 胸骨上窝切面：主动脉弓未见明显异常，可清晰显示右肺动脉长轴，未能显示左肺动脉（图 6-10-8，图 6-10-9 ）。

综合以上二维超声检查提示：先天性心脏病：室间隔缺损、二尖瓣前叶裂并重度关闭不全、左肺动脉缺如或起源异常可能、肺动脉高压。

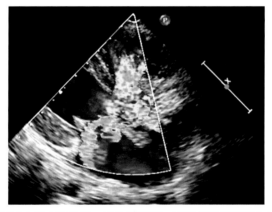

图 6-10-2 （动态）心室水平分流，二尖瓣反流：左室长轴切面示心室水平左向右分流，二尖瓣反流

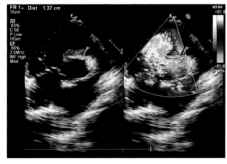

图 6-10-3 室间隔水平分流：大动脉短轴切面示室间隔膜周部左向右分流

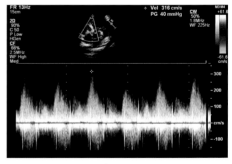

图 6-10-4 室间隔缺损分流频谱：心底大动脉短轴切面频谱多普勒超声示室间隔缺损分流频谱

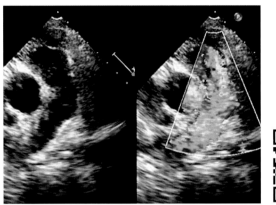

图 6-10-5 （动态）未能显示左肺动脉：大动脉短轴切面未能显示左肺动脉

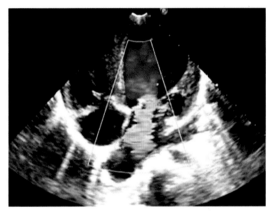

图 6-10-6 （动态）二尖瓣反流：心尖四心腔切面示二尖瓣反流血流信号

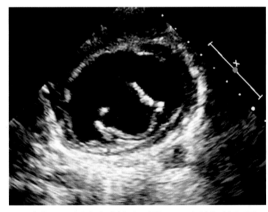

图 6-10-7 （动态）二尖瓣前叶较大裂隙：二尖瓣短轴切面示二尖瓣前叶可见较大裂隙

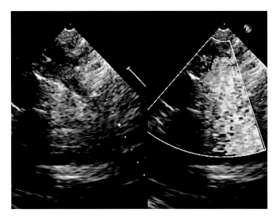

图 6-10-8　（动态）未能显示左肺动脉：胸骨上窝切面未能显示左肺动脉

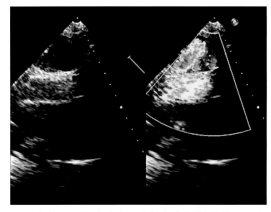

图 6-10-9　清晰显示右肺动脉：胸骨上窝切面清晰显示右肺动脉

建议行双源 CT 进一步检查。

※ 超声提示

先天性心脏病：室间隔缺损；二尖瓣前叶裂并重度关闭不全；左肺动脉异常起源于降主动脉；肺动脉高压。

※ 胸部 X 线片

双肺充血表现，全心增大，左心明显，符合先心病左向右分流表现（图 6-10-10，图 6-10-11）。

※ 大血管 CT

◆ 心脏大血管增强扫描见室间隔缺损，并假性膜部瘤形成，缺损基底部内径约 1.9cm，破口内径约 1cm。右室壁明显增厚，升主动脉内径约 2.7cm，主动脉弓内径约 1.8cm，弓后内径约 2cm，膈肌水平降主动脉内径约 1.1cm，肺动脉主干内径约 2.5cm。左肺动脉未见显示，右肺动脉内径约 1.9cm，左肺血供由降主动脉上段向左侧发出一根血管，替代左肺动脉供应，内径约 1.9cm，肺动脉远端分支未见明显狭窄征象。

◆ 室间隔缺损，并假性膜部瘤形成，缺损基底部内径约 1.9cm，破口内径约 1.0cm，右室壁明显增厚。

◆ 左肺动脉异常起源于降主动脉上段，替代左肺动脉血供，内径约 1.9cm（图 6-10-12，图 6-10-13）。

※ 鉴别诊断

左肺动脉异常起源于降主动脉需与先天性单侧肺动脉缺如及 PAS 相鉴别。

◆ 先天性单侧肺动脉缺如（unilateral absence of pulmonary artery，UAPA）单侧肺动脉缺如是非常少见的先天性心脏病，发病率为 1/200000 左右，1868 年 Fraenlzel 首

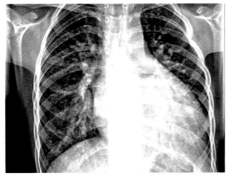

图 6-10-10 胸部 X 线正位片：左心明显扩大

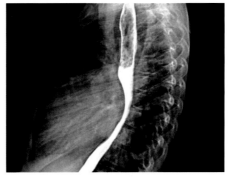

图 6-10-11 胸部 X 线侧位片：左心明显扩大，食管受压

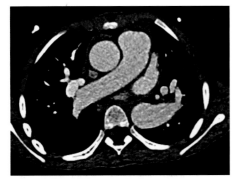

图 6-10-12 CT：未能显示左肺动脉

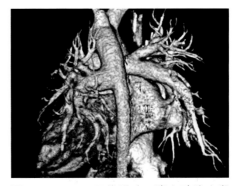

图 6-10-13 CT 三维重建：降主动脉上段发出血管供应左肺

次报道。UAPA 是指肺动脉瓣发育正常，但肺动脉主干无分支，直接与一侧肺动脉、一侧肺相连，另一侧肺动脉可完全缺如。多合并法洛氏四联症、动脉导管未闭等先天性心血管畸形，单纯性左肺动脉缺如极为罕见。其胚胎学基础是左或右侧第六动脉弓腹侧不发育或过早闭塞，或其位置、衔接等未能同步进行，与各级肺内动脉分支不能相连，因此形成了单侧的肺动脉缺如，一般缺如侧肺动脉远端和肺内各级分支动脉均存在。患者可表现为患侧肺血供差，肺动脉高压、呼吸功能下降、心功能降低等。超声心动图不能显示主肺动脉分叉，仅显示一侧肺动脉。

◆ PAS 是一种罕见的先天性心血管畸形，又名迷走左肺动脉，其发病率占整个先天性心血管畸形的 1% 以下，1897 年 Glaevecke 和 Doehle 首次报道本病。PAS 是指左肺动脉异常起源于右肺动脉的后方，呈半环形跨过右主支气管或气管远端，向左穿行于食道前和气管后，沿左主支气管后壁到达左肺门，在气管远端和主支气管近端形成吊带，即形成部分型血管环。当伴有动脉导管或韧带时，动脉导管自主肺动脉与右肺动脉接合处发出，向后上方与降主动脉相连，与异常的左肺动脉一起形成完整的血管环。婴幼儿的气管环非常软，迷走的左肺动脉可压迫气管环，故常合并气管狭窄及气管支气管畸形。超声心动图不能显示正常肺动脉分叉声像图，可见左肺动脉未起源于主肺动脉，而是异常起源于右肺动脉，走行褶曲，可见血流速度增快。

※ 最终诊断

◆ 先天性心脏病：室间隔缺损、二尖瓣前叶裂并重度关闭不全、左肺动脉异常起源于降主动脉。

◆ 肺动脉高压。

※ 分析讨论

单侧肺动脉异常起源（anomalous origin of one pulmonary artery，AOPA）指一侧肺动脉分支起源于主动脉的任何部位，而另一侧肺动脉仍由肺动脉主干直接延续，发病率极低，仅占先天性心脏病总发病率的 0.12%。AOPA 最早在 1868 年由 Fraentzel 描述，1961 年进行首例纠治术，主要解剖为主肺动脉仅延续为一侧肺动脉，而另一侧肺动脉则异常起源于主动脉的一种罕见的先天性畸形，也可合并其他先天性心脏病。起源于主动脉的部位分为三类：起源于升主动脉，起源于主动脉弓主要分支或动脉导管，以及起源于降主动脉。前者为近端型，后两者为远端型。右肺动脉起源于升主动脉的发生率是左肺动脉的 5 ~ 6 倍。由于 AOPA 一侧肺血来源于体循环，而另一侧肺血接受所有肺循环的血，两侧肺血管床容易发生肺血管阻塞性疾病，早期诊断、及时手术治疗可以防止严重的肺动脉高压和肺部血管病变。AOPA 可以单独存在或合并其他心内或心外畸形，临床最主要的表现为严重的肺动脉高压，而超声心动图诊断易于漏诊或误诊。这例患者同时合并多种心脏畸形，更容易忽略。

※ 经验教训

AOPA 可以单独存在或合并其他心内或心外畸形，临床最主要的表现为严重的肺动脉高压，而超声心动图诊断易于漏诊或误诊，此例患者合并较大室间隔缺损，二尖瓣前叶巨大裂隙，肺动脉高压，大动脉短轴可显示主肺动脉增宽，似可显示肺动脉分叉，容易忽略，但仔细探测未能清晰显示左肺动脉图像，其他心内结构（如升主动脉）未能探测到左肺动脉，应该可以考虑左肺动脉有异常起源或缺如，但超声不能确诊。而后行心脏 CT 确诊左肺动脉异常起源于降主动脉上段。

※ 病例启示

◆ 当超声检查发现一个病变时，不能放松对其他心脏结构的探测，以免漏诊。

◆ 一个病例同时存在多个病变时，更需要仔细扫查每个病变，以免漏误。

◆ 心脏内每个结构都应该认真探测，如肺动脉分叉及左右肺动脉，并可多切面扫查，如左右肺动脉可以在心底大动脉短轴切面和胸骨上切面探测，超声扫查过程中养成良好习惯，认真扫查每一个切面、测量，留存图，减少漏误诊。

（王庆慧）

第十一节　主-肺动脉间隔缺损

※ 病史

患儿男，1岁。出生时体检发现心脏杂音，行心脏彩超检查，提示主-肺动脉间隔缺损，当时未予进一步治疗，患儿平素易感冒，哭闹后口唇发绀，无晕厥、高热史，无杵状指（趾），临床诊断为先天性心脏病，主-肺动脉间隔缺损。

※ 体格检查

患儿生长发育差，血压80/40mmHg。心前区无隆起，心浊音界扩大，心尖搏动位置向左移位，心率125次/分，律齐，胸骨左缘第二、第四肋间闻及Ⅲ/Ⅵ级收缩期杂音（systolic murmur，SM），呈喷射样，P2亢进。

※ 超声心动图

◆ 胸骨旁左室长轴切面：患者为全心扩大，该切面显示左心房、左心室、右心室内径增大，冠状静脉窦内径增宽。

◆ 胸骨旁大动脉短轴切面：主肺动脉间回声中断约1.5cm，可见主动脉向肺动脉的分流血流信号（图6-11-1）。

◆ 胸骨旁大动脉短轴切面：左肺动脉开口位置较高，位于肺动脉瓣上主肺动脉主干左前侧壁（图6-11-2）。

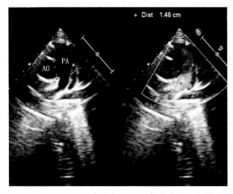

图6-11-1　主肺动脉间隔回声中断：胸骨旁大动脉短轴切面示主-肺动脉间隔回声中断，可见主动脉向肺动脉的分流血流信号

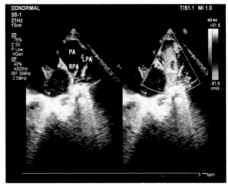

图6-11-2　左肺动脉开口位置异常：胸骨旁大动脉短轴切面示左肺动脉开口位置位于肺动脉瓣上肺动脉主干左前侧壁

综合超声心动图检查结果，患儿全心扩大，肺动脉内径增宽，冠状静脉窦内径增宽，特异性表现为患者主动脉与肺动脉间回声失落，CDFI 为大动脉水平双期左向右分流。此外，左肺动脉开口位置异常。提示：主–肺动脉间隔缺损，左向右分流；左肺动脉开口位置异常。

※ 超声提示

先天性心脏病：主–肺动脉间隔缺损，约 1.5cm，左向右分流；左肺动脉开口位置异常，PAS 待排；永存左上腔静脉；卵圆孔未闭。

※ 大血管 CT

增强扫描见主肺动脉间隔缺损，缺损处约 1.8cm；左、右肺动脉分支未见明显扩张及狭窄征象；左肺动脉干起源于肺动脉主干前上方，正常走行入肺，未见压迫右主支气管征象（图 6-11-3 ~ 图 6-11-5）。

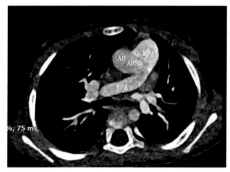

图 6-11-3 冠状动脉 CT：肺动脉内径增宽，主–肺动脉间隔缺损

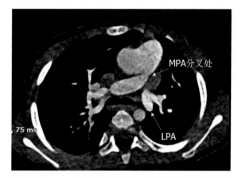

图 6-11-4 冠状动脉 CT：肺动脉分叉处未见左肺动脉分支

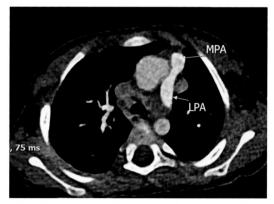

图 6-11-5 冠状动脉 CT：左肺动脉开口位置较高，位于主肺动脉左前外侧壁

※ 术中所见

心脏明显扩大，以左心室、右心房、右心室扩大明显，主肺动脉比约 1∶1.2，切开主肺动脉见主肺动脉间隔缺损，直径约 2.0cm，左肺动脉位于上方，右肺动脉位于后方，予以涤纶补片连续缝合修补，术后恢复良好。

※ 鉴别诊断

主-肺动脉间隔缺损与干下型室间隔缺损、动脉导管未闭、永存动脉干、冠状动脉-肺动脉瘘的超声表现较为相似，均为主肺动脉间不同程度的回声中断及血流分流，但在具体的缺损位置，分流血流期相存在不同之处，需要与之鉴别。

◆ 室间隔缺损：干下型室间隔缺损，在心底短轴切面上，室间隔缺损位置紧邻肺动脉瓣下，而主-肺动脉间隔缺损（aortopulmonary septal defect，APSD）的回声中断则位于肺动脉瓣上的肺动脉内侧壁，二者位置较近，易误诊。

◆ 动脉导管未闭：表现为降主动脉与左肺动脉间回声中断，与 APSD 同样为双期分流血流，但升主动脉与主肺动脉间隔连续完整。

◆ 永存动脉干：在心底短轴切面，仅见一粗大的大血管和一组半月瓣结构，未见正常肺动脉瓣，右室流出道为一盲端，而 APSD 两条大动脉结构存在，解剖关系基本正常，仅为大动脉间隔回声中断及分流血流。

◆ 冠状动脉-肺动脉瘘：与 APSD 一样，缺损口均位于肺动脉瓣上，同样为双期分流血流，鉴别之处在于冠状动脉瘘的双期分流血流信号以舒张期为主，且多伴冠状动脉走行及结构异常，双源 CT 可明确冠状动脉走行及瘘口位置、大小，而 APSD 分流为双期连续性分流，有明显心脏杂音存在，冠状动脉一般无异常。

※ 最终诊断

先天性心脏病：主-肺动脉间隔缺损（Ⅱ型），约 1.5cm，左向右分流；左肺动脉开口位置异常；永存左上腔静脉；卵圆孔未闭。

※ 分析讨论

主-肺动脉间隔缺损又称主-肺动脉窗，为升主动脉和肺动脉之间的缺损，是胚胎期动脉水平分隔发育异常所致，发病率约占先天性心血管畸形的 0.15%，是较少见的大血管畸形。血流动力类似动脉导管未闭，由升主动脉至肺动脉的分流量较大，早期即可产生动力性肺动脉高压和充血性心力衰竭，且肺动脉高压的进展较快，明确诊断后应尽早手术治疗。主-肺动脉间隔缺损依据缺损的位置分为三种类型：Ⅰ型位于主肺动脉近端；Ⅱ型位于主肺动脉远端；Ⅲ型为主肺动脉间隔完全缺损。超声心动图是诊断 APSD 最常用的方法。据文献报道，约 50% 的病例合并其他心脏畸形，如室间隔缺损、动脉导管未闭、主动脉弓离断、法洛氏四联症等。

本例患者出生体检即发现明显的心脏杂音，平素易感冒，有哭闹后发绀等临床表现，心脏彩超心底短轴显示主动脉与肺动脉间隔回声中断，见大量左向右分流血流，APSD 诊断明确。需要注意的是超声心动图检查过程中发现了左肺动脉开口异常，并考虑肺动脉起源异常的可能，超声心动图无法明确左肺动脉的开口及完整的走行情况，但本例患者经双源 CT 增强扫描明确了左肺动脉仅为开口位置变异，位于主肺动脉左前外侧壁，从而排除了肺动脉病变的诊断。肺动脉起源异常为罕见的先天性畸形，主要包括①先天性单侧肺动脉缺如；②单侧肺动脉起源异常；③ PAS。其共同特征为均显示正常肺动脉瓣，肺动脉主干向远端直接延续呈一侧肺动脉，向左或向右走行，形成左肺动脉或右肺动脉，而另一侧肺动脉则不能正常显示。鉴别点在于：先天性单侧肺动脉缺如超声表现为多切面扫查结合彩色多普勒均未发现另一侧肺动脉；单侧肺动脉起源异常在高位的左室长轴切面及大动脉短轴切面探及升主动脉壁发出一异常血管；PAS 则为大动脉短轴切面可见主肺动脉直接延续为右肺动脉，沿右肺动脉往远端扫查可见右肺动脉远端有一分支血管开口，并向左后方走行，频谱多普勒显示为肺动脉频谱形态。

※ 经验教训

本例患者体征及临床表现高度提示先天性心脏病可能，超声心动图检查后诊断为主-肺动脉间隔缺损并不困难，特别要注意的是发现病变后应注意鉴别，同时仔细扫查是否合并其他畸形的存在，不可轻易放过任何一个异常征象，如本例患者左肺动脉的开口异常，第一时间就考虑到了肺动脉起源异常的可能，此类疾病早期多无典型的临床症状，诊断依据主要是影像学检查，超声心动图为首选检查。由于先天性单侧肺动脉缺如、单侧肺动脉起源异常、PAS 这三种疾病病变均为单侧肺动脉异常，病变位置较为相似，容易误诊或漏诊，但不同的病变病理解剖不同，手术治疗方案和患者预后的差别也很大，所以这三种病变的鉴别诊断非常重要。无论何种先天性心脏病都需要正确的术前诊断，对外科早期手术治疗方式的选择和判断患者的预后具有重要意义，当超声心动图检查因观察局限无法明确时应行 CT 检查，避免漏诊。

（丁云川　周发帅）

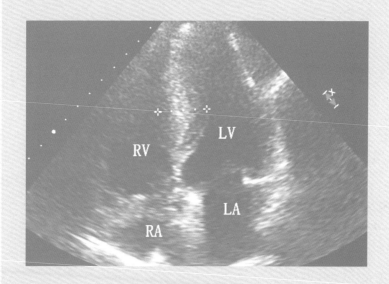

【第七章】

心肌病

第一节　非梗阻性肥厚型心肌病

※ 病史

患者女性，60岁，因反复胸闷、胸痛、气促1个月余入院，多于活动时感胸痛，伴胸闷、心悸、乏力，疼痛呈压迫性，放射至左肩及后背，休息数分钟后可缓解。至当地医院就诊，心脏超声检查示升主动脉增宽，左心房增大，左心室肥厚，左心室舒张功能降低。临床诊断冠状动脉粥样硬化性心脏病，并给予相关治疗，症状好转后出院，之后仍反复发作胸痛。此次发病以来患者无咳嗽、咳痰，晕厥，夜间可平卧，无憋醒，临床诊断冠状动脉粥样硬化性心脏病可能。

※ 体格检查

患者精神差，血压120/70mmHg。心前区无隆起，心浊音界无扩大，心尖搏动位于第五肋间左锁骨中线，无抬举感及震颤，心率95次/分，律齐，各瓣膜区未闻及病理性杂音，周围血管征阴性，双下肢轻度水肿。

※ 超声心动图

◆ 胸骨旁左室长轴切面：室间隔明显增厚，左心室无扩大（图7-1-1）。
◆ 心尖四心腔切面一：室间隔明显增厚（图7-1-2）。
◆ 心尖四心腔切面二：CDFI显示左室流出道未见明显梗阻（静息状态）（图7-1-3）。
◆ 心腔超声造影，心尖四心腔切面：左、右心室心内膜显示清晰，室间隔边界清晰，室间隔从心尖段至基底段逐渐增厚，增厚心肌回声尚均匀（图7-1-4，图7-1-5）。

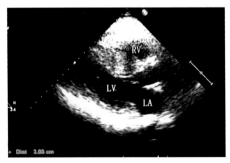

图7-1-1　室间隔明显增厚：胸骨旁左室长轴切面示室间隔明显增厚，左心室无扩大

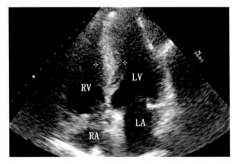

图7-1-2　室间隔明显增厚：心尖四心腔切面示室间隔明显增厚，但透声差，室间隔边界显示欠佳

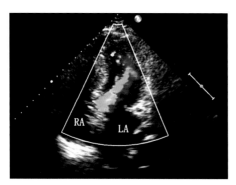

图 7-1-3　左室未见明显梗阻：心尖四心腔切面 CDFI 示静息状态下左室流出道血流为层流，未见明显梗阻征象

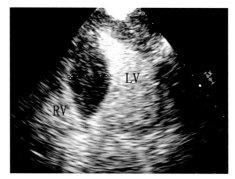

图 7-1-4　室间隔从心尖段至基底段逐渐增厚：心腔超声造影示左、右心室面心内膜显示清晰，室间隔与心腔分界清楚，室间隔从心尖段至基底段逐渐增厚，增厚心肌回声尚均匀

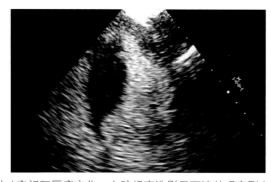

图 7-1-5　（动态）室间隔厚度变化：心腔超声造影示可清楚观察到心脏舒缩过程中室间隔厚度的变化

综合超声心动图检查结果，患者左心房内径增大，肺动脉内径增宽，右室前壁增厚，室间隔明显增厚，基底部尤为明显，伴室间隔运动减弱，其与左室后壁厚度之比约为 3.0，已明显超出其厚度比值为 1.5 的诊断标准，静息状态下该病例未见明显二尖瓣收缩期前向运动（systolic anterior motion，SAM），左心室舒张功能降低。结合患者左心超声造影检查结果，高度提示非梗阻性肥厚型心肌病可能。

※ 超声提示

◆ 经食管超声心动图：左心房内径增大；肺动脉内径增宽，升主动脉内径增宽；右室前壁增厚，室间隔明显增厚；主动脉瓣及三尖瓣轻度关闭不全；左心室舒张功能降低，考虑非梗阻性肥厚型心肌病可能。

◆ 左心腔超声造影检查：室间隔边界显示清晰，精确测量厚度约 3.0cm，左室流出道未见明显梗阻，提示非梗阻性肥厚型心肌病。

※ 大血管CT

CT 显示室间隔区心肌明显增厚，左室流出道受压；LAD 中段约 3.3cm 心肌桥，本例患者室间隔运动减弱除其异常肥厚的原因外还应考虑可能与心肌桥有关（图 7-1-6，图 7-1-7）。

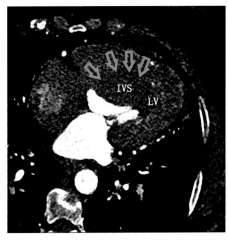
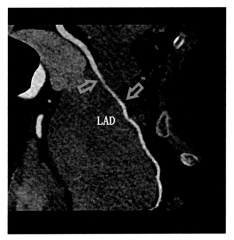

图 7-1-6　冠状动脉 CT：室间隔明显增厚（箭头）　　图 7-1-7　冠状动脉 CT：LAD 心肌桥形成（箭头）

※ 鉴别诊断

肥厚型心肌病特征性表现为左室心肌的非对称性肥厚，伴或不伴左室流出道的梗阻，除本病外其他一些疾病也可引起心肌肥厚，且超声表现较为相似，容易误诊或漏诊，但临床诊断和治疗上有着很大区别，需要与之相鉴别。

◆ 高血压性心脏病：尽管表现为心肌肥厚，但该病同时多伴左室后壁的肥厚，且无"SAM 征"，也较少致左室流出道的梗阻，患者具有长期高血压病史，可资鉴别。但高血压病患者出现显著的室壁肥厚时也应考虑合并肥厚型心肌病的可能。

◆ 主动脉瓣狭窄：本病超声表现的主要鉴别点为主动脉瓣瓣叶有增厚、粘连、钙化、开放受限等改变，且室间隔与左室后壁呈对称性肥厚，狭窄程度重者也可出现"SAM 征"。但肥厚型心肌病无瓣膜病变存在，此为根本鉴别点。

◆ 主动脉瓣下狭窄：因流出道梗阻，收缩期射血阻力增加，导致心肌肥厚，多为均匀性，本病的主要鉴别点为主动脉瓣下左室流出道内可见异常嵴样或膜样回声，可随心脏舒缩活动，而肥厚型心肌病无此表现。

※ 最终诊断

非梗阻性肥厚型心肌病。

※ 分析讨论

肥厚型心肌病（hypertropic cardiomyopathy，HCM），是在无明显压力及容量负荷增加的情况下，以室间隔与左室后壁非对称性肥厚及心室腔变小等为主要特征的原因不明的心肌病。该病为常染色体显性遗传性疾病，有家族聚集性，多数患者没有明显的临床症状，仅部分患者左室流出道出现血流动力学障碍而引起相关症状。HCM 被公认为是目前青壮年心源性猝死最常见的原因，近年来，通过基因检测和家族分析有助于及早诊断 HCM，目前已明确可导致 HCM 的多个基因及突变位点，也有研究显示受高强程度训练的运动员可引起生理性左心室肥厚，与 HCM 的基因表型相重叠。HCM 心肌肥厚可呈局限或弥漫，以室间隔中间段及基底段肥厚最为常见，也可累及右室壁，或仅以心尖肥厚为表现，根据是否引起左室流出道血流动力学梗阻主要分三种类型：①梗阻性：安静时压力阶差 > 30mmHg；②非梗阻性：安静和负荷状态下压力阶差均 < 30mmHg；③隐匿型梗阻性：负荷状态下压力阶差 > 30mmHg。HCM 的病理学表现为心肌肥厚、心肌纤维化及心肌细胞排列紊乱，其中，心肌纤维化是 HCM 的典型病理改变之一，也是多种临床症状的病理基础，并且与患者预后密切相关。临床上绝大多数 HCM 患者心脏收缩功能正常，但病程中晚期却出现明显的心力衰竭症状，主要是因心肌纤维化浸润程度加重，使得室壁僵硬，顺应性降低，引起左心室舒张期充盈压增加，导致左心室舒张功能受损。

本例患者体征及临床表现并无特异性，无高血压病、糖尿病、先天性心脏病等病史，心电图也未显示明显的异常，当地医院心脏超声检查时漏诊该病例考虑受经胸透声差，左室流出道无明显梗阻，检查者手法等因素的影响。由于患者肥胖，经胸透声差，对异常肥厚心肌显示欠佳，心内膜边界识别困难，但左室长轴切面及心尖四腔切面仍可基本显示室间隔明显增厚的轮廓，排除其他病史后，此时应高度怀疑本病的可能，由于无法准确判断室间隔的厚度，故 TEE 尚不能做出确切诊断，仅能提示。行左心超声造影检查后，清楚显示心腔与室壁的分界，室间隔边界清晰，测量准确，诊断明确。7% 的肥厚型心肌病为心尖部明显肥厚。常规超声心动图检查因不能完整清晰显示心尖部，将使 15% 的心尖肥厚型心肌病漏诊。当怀疑是心尖肥厚型心肌病而不能确诊时，应该进行心脏造影检查。左心室心腔轮廓的典型造影表现为左心室腔呈铲子样（spade-like）的外观，心尖部室壁明显增厚。在心尖肥厚型心肌病中肥厚的心尖部造影剂灌注通常是相对减少的，与心腔内的高强度造影剂形成明显的对比。以往公认诊断本病的金标准为心脏 MRI 检查，心脏 MRI 优势在于可辨别在超声心动图中难以显示的非连续的肥厚区域及心肌纤维化，有助于观察心肌纤维化的浸润程度，判断预后。但 MRI 检查不仅昂贵，且检查禁忌症较多，受条件限制无法普遍应用。与 MRI 相比，心脏超声造影检查的优势不言而喻，必要时甚至也可进行床旁检查，简便、快捷，本病例同时也证明了心脏超声造影检查的优越性和有效性，可为临床提供准确的诊断资料，条件允许的情况下应积极开展。

※ 经验教训

值得注意的是，本例患者经不同检查反复测量，误差较大，最大测值甚至达 4.0cm。说明即使在同样的条件下，不同检查者的操作手法及对该病的认识对诊断结果的影响不可忽视，应多切面仔细扫查，日常工作中心肌肥厚超过 3.0cm 者已较为少见，故诊断时应慎重。此时心脏超声造影成为进一步检查的首选方法，不仅可以精确测量室间隔的厚度，还可准确评价心脏收缩功能，对病情的判断和下一步的治疗提供有力的依据。常规超声心动图检查时 70%～90% 的心血管超声图像不佳（图像质量不佳定义：在任何一个心尖长轴标准切面无法清晰观察到 2 个或 2 个以上连续的心肌节段心内膜结构），通过使用造影剂可明显提高诊断图像的解剖结构分辨率，在心脏解剖结构和功能异常状态判断存在疑问时也可考虑使用超声造影剂（ultrasound contrast agent，UCA）。

（丁云川　周发帅）

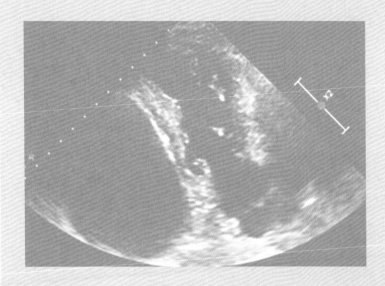

【第八章】

心包疾病

第一节　疑似黏稠积液的缩窄性心包炎

※ 病史

患者女性，54 岁，因劳累后呼吸困难 1 年，进行性加重 1 周入院，既往结核病史，具体诊疗过程不详，否认高血压、冠状动脉粥样硬化性心脏病、糖尿病，否认吸烟、饮酒史。曾于外院行心脏彩超检查，诊断为中等量心包积液。

※ 体格检查

体温 36.7℃，血压 90/70mmHg。神清，胸廓对称无畸形，颈静脉怒张，双肺底闻及湿啰音；心界叩诊正常，心率 104 次 / 分，律齐，各瓣膜听诊区未闻及病理性杂音；腹平软，无压痛，双下肢轻度水肿。

※ 超声心动图

◆ 心尖四心腔切面：左心房、右心房内径增大（图 8-1-1），室间隔与左室后壁无增厚，室间隔运动异常，呈"跳跃征"（图 8-1-2）；各瓣膜回声、活动尚可。

◆ 心尖四心腔切面及剑下四心腔切面：心包脏层、壁层明显增厚，呈均匀低回声（图 8-1-3，图 8-1-4），最厚处约 2.2cm。

◆ 剑下四心腔切面：心包内少量积液，左侧胸腔内大量积液（图 8-1-5）。

◆ 频谱多普勒超声及 CDFI：组织多普勒示二尖瓣、三尖瓣内侧瓣环运动速度高

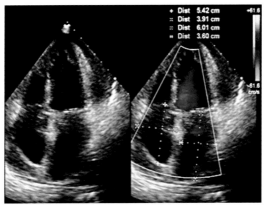

图 8-1-1　左心房、右心房内径增大，左心室、右心室内径相对变小：心尖四心腔切面示左心房、右心房内径增大，左心室、右心室内径相对变小

（图 8-1-6），二尖瓣、三尖瓣外侧瓣环运动速度低（图 8-1-7，图 8-1-8）。二尖瓣口舒张期血流频谱 E 增高，A 峰减低，且 E 峰呼气相高，吸气相低（图 8-1-9）。

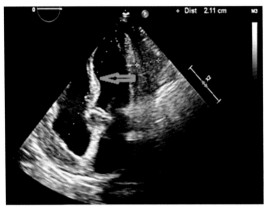

图 8-1-2 （动态）室间隔运动异常：心尖四心腔切面示室间隔运动异常，呈"跳跃征"（箭头）

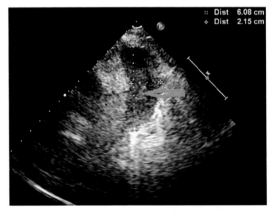

图 8-1-3 （动态）心包脏层壁层明显增厚：心尖四心腔切面示心包脏层、壁层明显增厚（箭头）

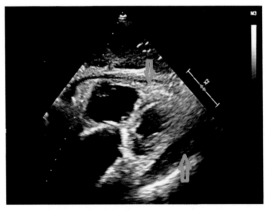

图 8-1-4 （动态）心包脏层、壁层明显增厚：剑下四心腔切面示心包脏层、壁层明显增厚（箭头）

◆ M 型超声心动图：下腔静脉增宽且随呼吸塌陷率减小（图 8-1-10）。

综合以上超声心动图检查结果，患者双房内径增大，室间隔运动异常，心包脏层、壁层明显增厚，且各方面超声表现均为心室舒张受限，结合患者既往结核病史提示：缩窄性心包炎。

※ 超声提示

缩窄性心包炎；少量心包积液。

※ 胸部 CT 平扫 + 增强

心包明显增厚伴心包积液，最厚处约 2.9cm（图 8-1-11，图 8-1-12）。

※ 鉴别诊断

该例缩窄性心包炎要与以下几种疾病相鉴别。

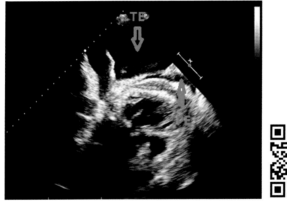

图 8-1-5 （动态）心包积液及胸腔积液：剑下四心腔切面示心包内少量积液，左侧胸腔内大量积液（箭头）

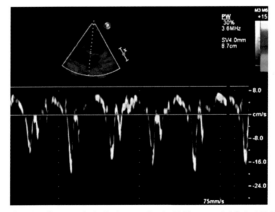

图 8-1-6 二尖瓣内侧瓣环运动速度高：组织多普勒示二尖瓣内侧瓣环运动速度高

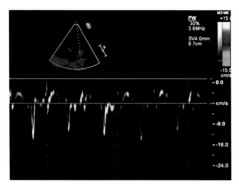

图 8-1-7 二尖瓣外侧瓣环运动速度低：组织多普勒示二尖瓣外侧瓣环运动速度低

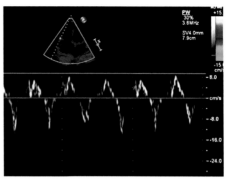

图 8-1-8 三尖瓣外侧瓣环运动速度低：组织多普勒示三尖瓣外侧瓣环运动速度低

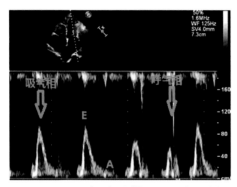

图 8-1-9 二尖瓣口舒张期血流频谱 E 增高，A 峰减低，且 E 峰呼气时增高，吸气相减低：二尖瓣口频谱多普勒示二尖瓣口舒张期血流频谱 E 增高，A 峰减低，且 E 峰呼气时增高，吸气相减低（箭头）

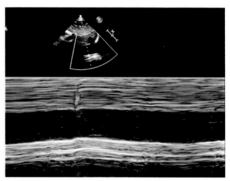

图 8-1-10 下腔静脉增宽且随呼吸内径变化减小：M 型超声心动图示下腔静脉增宽且随呼吸塌陷率减小

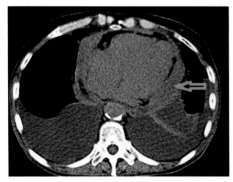

图 8-1-11 胸部 CT：心包明显增厚（箭头）

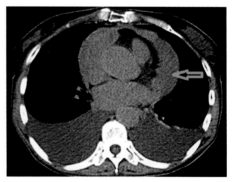

图 8-1-12 胸部 CT：心包明显增厚（箭头）

◆ 心包脂肪垫：心包脂肪垫呈低回声，附着于壁层心包之外，多出现于心尖部，心室侧壁前外侧，其回声无完整规则的边缘，覆盖于心包壁层表面，而非心包腔内，且不会出现心脏舒张受限的症状和体征。

◆ 心包积液：该例患者曾经于外院误诊为心包积液。典型心包积液为心包腔内无回声区，但一些慢性心包积液由于积液机化凝固或心包腔内的血凝块，会表现为心包腔内的中低回声，但通常表现为中低回声和无回声的混合回声，很少表现为均匀低回声，而且尽管二者都会引起心室舒张受限，但心包积液引起的是全舒张期充盈受限，而缩窄性心包炎则是舒张早期快速充盈，中晚期充盈受限。

◆ 限制性心肌病：虽然两者发病机制和病理解剖完全不同，但两者由于均存在舒张受限而收缩功能正常，无论是超声表现、血流动力学及临床表现都有很多相似之处，由于舒张受限，舒张压增大，心房均可增大，但限制性心肌病以心内膜、心肌增厚为主要表现，心包回声和厚度正常；而缩窄性心包炎以心包增厚，回声增强为特征，无原发性心肌损伤，结合患者病史，注意组织多普勒特征性改变就能更准确地做出诊断。

※ 最终诊断

缩窄性心包炎。

※ 分析讨论

缩窄性心包炎（constrictive pericarditis，CP）是一种特殊类型的心包疾病，指心脏被致密增厚的纤维化或钙化心包所包围，使心室舒张期充盈受限而产生的一系列循环障碍的疾病。心脏舒张功能异常表现有右心室舒张受限，体静脉回流受阻，上下腔静脉扩张，肝大，腹水等。左心室舒张受限，舒张期进入左心室的血流量减少，排出亦减少，从而引起脉压差降低，肺循环淤血，出现心悸、气短、咳嗽等症状。结核、细菌感染、心脏术后、病毒感染、尿毒症、类风湿等结缔组织病和外伤等均可导致缩窄性心包炎的发生，在中国引起缩窄性心包炎最主要的原因是结核，而在发达国家导致该疾病最主要的原因是非特异性的心包炎，疾病主要为慢性心包缩窄性改变，无明显特异性临床症状和体征，好发于20～30岁青壮年。临床工作中容易误诊及漏诊。超声心动图能够为心包病变提供形态学及血流动力学相关信息，价格相对低廉，是临床首选的影像检查方式。

本例患者既往结核病史，因呼吸困难入院，外院曾诊断为心包积液。首先在超声检查前要考虑除外结核性心包炎的可能。超声心动图扫查时首先是各切面显示左心房、右心房内径明显增大，而左心室、右心室内径相对较小，室间隔运动异常，呈"跳跃征"。原来诊断为中等量心包积液的心包病，进一步扫查，发现心包腔内表现为心包脏层及壁层均匀明显地增厚，而非心包积液的征象，结合其病史及超声表现高度怀疑缩窄性心包炎。组织多普勒测量三尖瓣、二尖瓣外侧瓣环及内侧瓣环的运动发现外侧瓣环运动速度低，而内侧瓣环运动速度高，说明心室游离壁存在运动受限。再测量舒张期二尖瓣血流频谱，E 峰增高，减速时间缩短，A 峰减小，二尖瓣血流峰值明显受呼吸影响，说明存在左心室舒张受限。综上，就不难做出缩窄性心包炎的正确诊断。扫查剑下切面下腔静脉内径明显增宽，吸气塌陷率明显降低又进一步验证了诊断。

※ 经验教训

第一，尽管超声心动图能够为心包病变提供丰富准确的信息，是临床诊断心包类疾病的首选的影像检查方式。但很多情况下（肺部疾病、肥胖、术后、哮喘等）TTE 声窗受限，也无法提供准确信息，所以充分结合其他辅助检查非常重要，如 CT 成像速度快、三维数据采集、准确评估心包厚度及心包钙化，MRI 无电离辐射、不需使用肾毒性对比剂，具有较高的空间、时间分辨率，能准确评估组织结构、功能异常。第二，在测量心包厚度时，TEE 准确率高于经胸超声，但因为 TEE 属于介入性检查项目，而 CT、MRI 测量心包厚度的准确率高于超声心动图，所以为了减轻患者痛苦，提高准确率，在需要明确心包厚度时首选 CT 或 MRI。第三，一想到缩窄性心包炎我们很容易想到像"盔甲心"那样的典型改变，心包明显增厚钙化，但事实是很多缩窄性心包炎的患者心包没有钙化，就像这例患者一样，这可能也是为什么患者曾经被误诊的原因。更有缩窄性心包炎的患者甚至连心包都有可能不出现增厚，所以在诊断时了解其病理及血流动力学改变综合判断非常重要。第四，缩窄性心包炎与限制性心肌病的鉴别一直是该疾病诊断的一个难点，因为二者基本病理变化都是心室的舒张受限，而治疗却截然不同。有很多鉴别的方法帮助我们，但只要明确缩窄性心包炎的舒张受限是因为外界的压迫而出现被动的舒张受限，而限制性心肌病的舒张受限是因为心肌自身病变出现主动的舒张受阻，诊断也就不是那么困难了。

※ 病例启示

超声心动图的很多新技术可以对缩窄性心包炎的诊断作非常有益的补充，比如在这例疾病中运用到的组织多普勒，可以帮助评价心肌运动情况，从而判断心肌本身是否存在病变，也可以观察二尖瓣及三尖瓣内侧瓣环与外侧瓣环运动速度差异，组织多普勒观察到的缩窄性心包炎患者二尖瓣及三尖瓣内侧瓣环与外侧瓣环运动速度存在差异（外侧低内侧高）的现象，在患者行心包剥离术后会消失。近几年来迅速发展的应变及斑点追踪技术在缩窄性心包炎的患者中也有很好的应用，我们发现缩窄性心包炎的患者纵向应变、扭转和舒张早期解旋减低，整体纵向应变、移位和舒张早期组织速度不会发生改变。

（苏　璇）

第二节　心包间皮瘤

※ 病史

患者女性，56岁，因呼吸困难半年，进行性加重1个月入院，病程中偶有干咳、咯血，否认高血压、冠状动脉粥样硬化性心脏病、糖尿病、结核病病史，否认吸烟、饮酒史。

※ 体格检查

体温36.4℃，血压110/70mmHg。神清，胸廓对称无畸形，右中下肺叩诊浊音，双肺呼吸音低，双肺未闻及干湿啰音；心界叩诊正常，心率80次/分，律齐，各瓣膜听诊区未闻及病理性杂音；腹平软，无压痛，双下肢无水肿。

※ 超声心动图

各切面显示右心室、右心房内径增大，室间隔与左室后壁无增厚，室间隔运动减弱。三尖瓣回声增强，余各瓣膜回声、活动尚可。

心尖四心腔切面及剑下双房心切面：心包腔内右房外侧可探及大小约5.3cm×3.7cm的等强实质性回声团块，局部压迫右心房，右心房变形（图8-2-1～图8-2-3），相邻右房壁欠光滑，其上探及多个低回声，活动度偏大（图8-2-4，图8-2-5），最大约0.9cm×0.5cm，心包腔内异常团块内部可探及丰富血流信号（图8-2-6，图8-2-7）。心包腔内可探及宽约0.5cm的液性暗区。

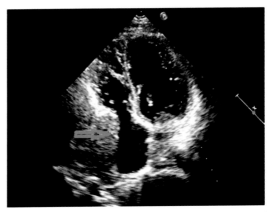

图8-2-1　心包腔内右房外稍强实质性回声团块：心尖四心腔切面示心包腔内右房外等强实质性回声团块局部压迫右心房，致右心房变形（箭头）

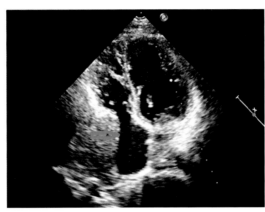

图 8-2-2 （动态）心包腔内右房外稍强实质性回声团块：心尖四心腔切面示心包腔内右房外等强实质性回声团块局部压迫右心房，致右心房变形（箭头）

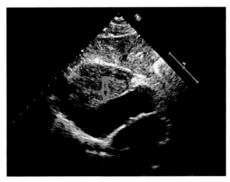

图 8-2-3 心包腔内右房外等强实质性回声团块：剑下两房心切面示心包腔内右房外稍强实质性回声团块局部压迫右心房，致右心房变形（箭头）

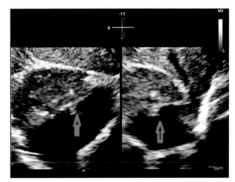

图 8-2-4 心包腔内团块向右房浸润：剑下两房心切面示右房壁欠光滑，右房壁上探及多大小不等个低回声，活动度偏大（箭头）

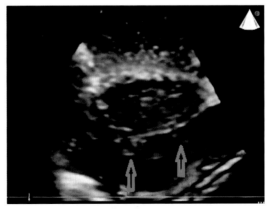

图 8-2-5 心包腔内团块向右房浸润：实时三维超声示右房壁欠光滑，右房壁上探及多大小不等个低回声，活动度偏大（箭头）

频谱多普勒超声及 CDFI：右房内异常双期血流信号，宽约 0.6cm，来源于心包腔内异常团块（图 8-2-8）；三尖瓣可见少–中量反流血流信号（图 8-2-9）。

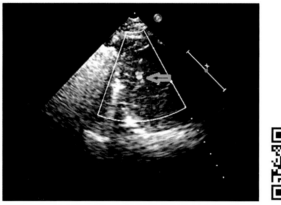

图 8-2-6　（动态）心包腔内团块血流信号丰富：CDFI 剑下两房心切面示团块内丰富的血流信号（箭头）

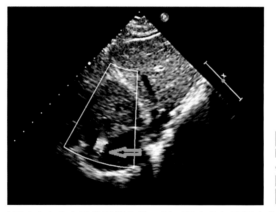

图 8-2-7　（动态）右房内异常双期血流：剑下两房心切面示右房内异常双期血流（箭头）

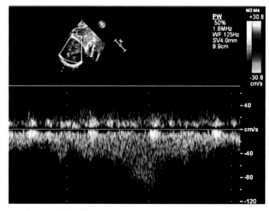

图 8-2-8　右房内异常双期血流：频谱多普勒探及右房内异常双期血流

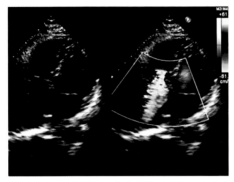 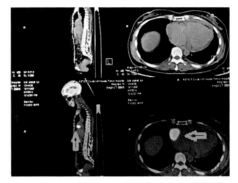

图 8-2-9　三尖瓣轻-中度关闭不全：胸骨旁　　图 8-2-10　PET/CT：提示心包占位（箭头）
四心腔切面示三尖瓣少-中量反流

综合以上超声心动图检查结果，患者心包腔内右房外侧可探及等强实质性回声团块，局部压迫右心房，致右心房变形，并向右房内浸润，其内可探及丰富血流信号。

※ 超声提示

心包腔内右房外侧占位（性质待定，右房壁受累）；少量心包积液。

※PET/CT

心包内占位（图 8-2-10）。

※ 胸部 CT 平扫 + 增强

心包右缘占位性病变并心包多发结节影，右心房受压、侵犯，纵隔内多发肿大淋巴结；双肺多发转移并双肺散在炎症。

※ 心包组织活检

恶性间皮瘤。

※ 鉴别诊断

该例心包间皮瘤主要与以下几种疾病相鉴别。

◆ 结核性心包炎：该例患者有呼吸困难、咳嗽、咯血的症状，临床上容易误诊为结核性心包炎，但该例患者超声心动图为心包腔内局限性包块，不具有缩窄性心包炎的典型表现，且病理检验及相关结核试验均可排除此疾病。

◆ 心脏内良性肿瘤：心脏内肿瘤以良性多见，良性肿瘤一般边界清楚，形态规则，包膜完整，内部回声均匀，肿瘤附着面较窄，且肿瘤缺乏血供，不出现浸润性生长现象。而该例患者肿瘤附着面广，未见明显包膜，其内血供丰富，且向右房内浸润生长，综合以上征象可基本排除良性肿瘤。

※ **最终诊断**

心包间皮瘤。

※ **分析讨论**

心脏内肿瘤较为少见，超声检查发现以良性肿瘤黏液瘤最为常见，恶性肿瘤中又以转移性多见，原发性恶性肿瘤较为少见。而恶性间皮瘤也是一种少见肿瘤，主要发生于胸膜，原发于腹膜的病例占间皮瘤的 10% ~ 20%，心包原发性恶性间皮瘤十分罕见，国内报道病理检出率仅约 0.006%，国外报道发病率低于 0.0022%。心包间皮瘤病理类型多变，主要包括上皮型、双向分化型、肉瘤型等，以上皮型多见，大体解剖上可分为弥漫型和局限型，以弥漫型多见。发病原因尚未明确，可能与接触石棉有关，男女发病比例约为 3∶1，以 20 ~ 30 岁青年多见。心包间皮瘤是起源于浆膜层上皮细胞的一种高度恶性肿瘤，可侵及心包脏、壁层，肿瘤呈浸润性生长，后期可浸润并压迫心脏。病理组织学检查是确诊该疾病的检查方法，但超声心动图能对病变位置、程度等提供有效信息。

本例患者超声心动图扫查时，首先是在心尖四心腔切面显示右房外侧等强实质性回声团块，局部压迫右心房，右心房变形。仅仅凭这个切面容易误诊为胸腔或纵隔的肿瘤（图 8-2-1，图 8-2-2），进一步扫查剑下双房切面即可显示心包脏层及壁层，明确肿瘤位置，同时仔细观察肿瘤的超声形态学特征，如附着部较宽，其内血供丰富，有浸润性生长趋势等，虽不能完全准确诊断出肿瘤的类型，但能明确肿瘤位置及其恶性的倾向，为患者下一步的诊疗计划指明正确的方向。

※ **经验教训**

第一，心包间皮瘤病以弥漫型多见，病变累及心包脏层、壁层，常沿心包膜呈弥漫性浸润生长，心包腔内广泛播散。表现为心包弥漫性的增厚，合并心包积液，这样的超声表现容易让超声医生误诊为缩窄性心包炎。所以在诊断这类患者的时候一定要充分结合患者病史及相关辅助检查。第二，据统计超声检查心包间皮瘤，最常见的征象是心包积液，其次才是心包腔内肿块及心包的增厚所以在发现心包积液同时合并心包增厚时，在诊断缩窄性心包炎之前一定要注意除外该疾病。第三，心包间皮瘤是非常罕见的心包原发恶性肿瘤，侵袭性、致死率极高，病情发展极快，但合适的个体化的综合治疗可明显延长患者的生存期，反之误诊可能带来不恰当的预后评估和治疗，导致患者病情加重，超声心动图作为评价心包较好的诊断方法，超声医生在诊断过程中一定要增强对该疾病的诊断意识，即便不能确诊也要有倾向性诊断方向，为患者的治疗争取时间。

※ 病例启示

病理组织学检查是确诊心包间皮瘤的唯一方法，但超声心动图可对心包间皮瘤时引起的心包积液进行定位、定量评估，同时可以实时引导穿刺引流，帮助完成积液细胞学检查，对心包肿物也可结合超声形态学特征进行定位和初步定性诊断，同时评估积液或肿块是否对心腔形成压迫，是否向心腔内浸润性生长，了解心腔内血流动力学改变及肿物自身血供特点。此外，超声心动图也可评价心包增厚情况，判断有无合并心包填塞及缩窄性心包炎。在必要时超声检查还可指导心包穿刺活检以明确诊断及监测病情变化。

（苏　璇）

第三节　巨大心包囊肿

※ 病史

患者女性，80岁，气促、呼吸困难6个月，加重1周，伴双下肢水肿，无胸痛、咯血。既往有高血压病史10年，无冠状动脉粥样硬化性心脏病、肺源性心脏病病史。当地医院诊断为心力衰竭。给予强心、利尿药物治疗，症状改善不明显。

※ 体格检查

血压140/95mmHg，心率106次/分，律齐，心尖搏动向左下移位，未闻及明显杂音。患者呈端坐呼吸，35次/分，可见颈静脉怒张，双下肢呈轻度凹陷性水肿。

※ 超声心动图

◆ 左室长轴切面：左心室内径稍增大，室间隔与左室后壁呈同向运动，左室后下方可见6.5cm的无回声区，左心室受挤压；CDFI：液性暗区内未见血流信号（图8-3-1 ~ 图8-3-3）。

◆ 心尖四心腔切面：左心室、左心房内径增大，室间隔增厚，二尖瓣、三尖瓣回声未见明显异常；CDFI：可见二尖瓣反流血流信号。探头向心脏后方探测，可见左心室后方13cm×9.5cm无回声区，其内少量纤维分隔，包膜完整（图8-3-4，图8-3-5）。

◆ 双侧胸腔探测未见明显异常。

综合以上超声检查提示：左心房、左心室内径增大；室间隔增厚；左心室后方巨大无回声结构（心包囊肿可能），左心室受挤压。

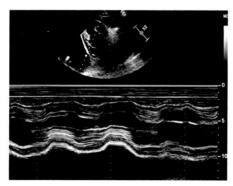

图8-3-1　左心室增大，室间隔与左室后壁同向运动：左室长轴切面及M型超声心动图示左心室增大，室间隔与左室后壁同向运动

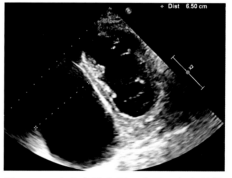

图8-3-2　左心室后方无回声区：左室长轴切面示左心室后方6.5cm无回声区

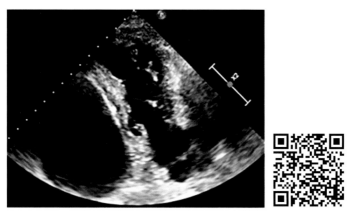

图 8-3-3 （动态）左心室后方无回声区，左心室受挤压：左室长轴切面示左心室后方巨大无回声区，左心室受挤压

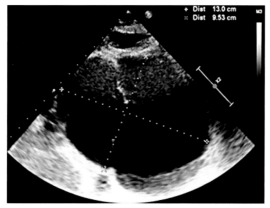

图 8-3-4 左心室后方无回声区：心尖四心腔切面示左心室后方无回声区，其内少量分隔

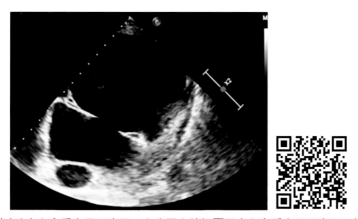

图 8-3-5 （动态）左心室后方无回声区：心尖四心腔切面示左心室后方无回声区，其内少量分隔

※ **胸部 X 线片**

心脏扩大，以左心明显（图 8-3-6）。

※ **大血管 CT**

左侧心底区心包囊肿，较大，约 11cm×9.3cm×7.0cm，邻近心脏受压，推挤（图 8-3-7，图 8-3-8）。

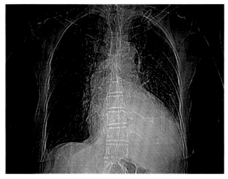

图 8-3-6 胸部 X 线正位片：心脏扩大，左心明显

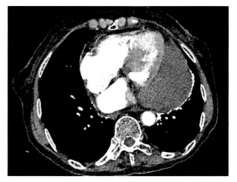

图 8-3-7 冠状动脉 CT：左侧心底区心包囊肿，邻近心脏受压，推挤

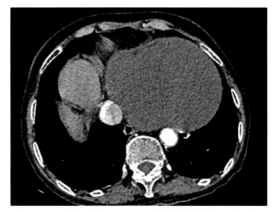

图 8-3-8 冠状动脉 CT：心脏后方巨大心包囊肿

※ **鉴别诊断**

心包囊肿需要与胸腔占位病变、胸腔及心包包裹性积液相鉴别。

◆ 心包憩室：因与心包腔相通，当患者深呼吸或变动体位时，液体在憩室与心包腔内流动，超声心动图实时观察可见肿物的大小和形态有改变。

◆ 心包包裹性积液：多有结核、肿瘤或心脏手术病史，常伴缩窄性心包炎，超声表现为心包腔内局部无回声区，其内较多纤维分隔。

- 包裹性纵隔和叶间胸膜积液：常与游离胸腔积液或胸膜增厚、粘连并存，超声探测胸腔可见液性暗区。
- 纵隔皮样囊肿：绝大多数发生于前纵隔上、中部，密度常较淡、不均匀，有时立位摄片可见典型的分层现象，与支气管相通时可形成液气腔；1/3 ~ 1/2 可见钙化，若肿块内出现牙齿、骨骼样钙化影即可确诊。
- 支气管囊肿：好发于气管和支气管周围，与支气管相通时可随呼吸大小而改变，可造成邻近气管或支气管受压变窄。

※ 最终诊断

心包巨大囊肿，心脏受挤压。

※ 分析讨论

心包囊肿属于良性胸腔病变，发病率为 1/10 万，占纵隔肿瘤的 7%。心包囊肿是生长在心包附近的一种单纯性囊肿，心包囊肿系胚胎期心包发育期间，在原始的中央及外侧胚胎间质中有些腔隙出现，这些腔隙逐渐融合成为原始的心腔，部分未能完全融合，持续存在而形成。其囊壁由富含结缔组织的胶原和薄层扁平上皮细胞组成，不含肌纤维细胞，血液供应很少，囊内多为无色透明或淡黄色清亮液体，偶见血性液体或凝血块。典型的心包囊肿位于右心膈角（51% ~ 70%）或左心膈角（28% ~ 38%），极少数靠近上纵隔、肺门等部位。CT 表现多呈单房囊性肿块，圆形或卵圆形，水样密度，壁薄而均一，边缘光滑。与其他纵隔囊肿的 CT 表现相近，但是囊肿发生的部位有助于它们之间相鉴别。

由于心包囊肿发病率较低，心脏超声检查时心内病变容易被发现，而心包病变容易被忽略，特别是位置较后或位于超声近场的病变，经常是其他影像学检查如 CT、X 线检查发现。本例患者心包囊肿较巨大，超声检查容易发现异常，由于其内部分隔较少，透声较好，首先考虑相对常见的疾病，如心包积液、胸腔包裹性积液，但从患者背侧探测未见病变，因而超声诊断考虑心包囊肿可能，最终行 CT 检查确诊。

※ 经验教训

应用二维超声心动图诊断心包囊肿，其优点是可明确囊肿与心包的位置关系，实时动态观察心脏是否受压，对诊断有一定帮助。需注意与包裹性心包积液鉴别。如果 TTE 不能确定诊断，TEE 是有帮助的，可帮助诊断一些不典型部位的心包囊肿，并与其他位置靠后的病变进行鉴别。肿物压迫可能使心电图异常。CT 是诊断本病的重要手段。

心包囊肿缺乏特异性，临床上对于那些不明原因出现胸闷、气短、胸痛、咳嗽的患者，特别是没有高血压、冠状动脉粥样硬化性心脏病等基础心脏病的中年人，胸部 X 线提示纵隔占位的患者，应考虑本病的可能，尽快行胸部 CT 或 MRI 检查以明确诊断，避免漏诊和误诊。

※ **病例启示**

心包囊肿是一种心包先天性发育异常疾病，临床上发病率较低，常见的发病部位是心膈角区域。其病情进展缓慢，缺乏一定的特异性，漏诊和误诊时常发生。心血管超声发现心脏周围无回声区，需要多切面仔细观察，排除心包包裹性积液、胸腔包裹性积液及胸腔其他占位性病变之后，应该考虑心包囊肿可能。此病例心包囊肿较大，比较罕见，左室长轴切面图像特点首先考虑心包包裹性积液或胸腔积液的可能，心脏其他切面及四心腔切面考虑胸腔包裹性积液的可能，但进行双侧胸腔探测未见明显异常，考虑心包囊肿可能，行 CT 检查确诊。

虽然病例提示心包囊肿的情况较少见，但超声检查时除观察心内结构外也需要多切面扫查心包情况，以免遗漏，诊断包裹性积液时也应该与心包囊肿相鉴别，以免误诊。

（王庆慧）

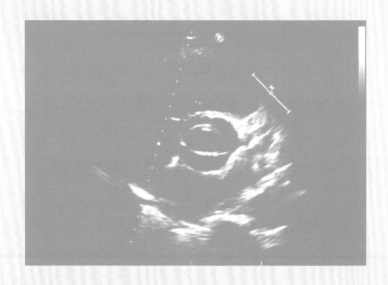

【第九章】
主动脉弓畸形

第一节　不合并动脉导管未闭的成人主动脉弓离断一例

※ 病史

患者男性，42岁。因反复头痛、胸闷10余年，加重1个月就诊。无胸痛、呼吸困难及双下肢水肿。当地诊断为高血压性心脏病、顽固性高血压，予以多联药物降压治疗，血压仍控制不佳。既往无冠状动脉粥样硬化性心脏病史。临床初步诊断为高血压性心脏病、主动脉瓣关闭不全。

※ 体格检查

血压180/120mmHg。心尖搏动位置向左下移位。心率85次/分，律齐。胸骨左缘第三、第四肋间可闻及Ⅲ~Ⅳ级舒张期叹气样杂音，胸背部闻及响亮的血管性杂音。

※ 超声心动图

◆ 主动脉根部及升主动脉长轴切面：主动脉根部及升主动脉扩张，主动脉根部内径为38mm，升主动脉内径为35mm（图9-1-1）。

◆ 胸骨旁左室长轴切面：左心室明显扩大，室壁肥厚（图9-1-2）。

◆ 心尖五心腔切面：亦见左心室明显肥大，CDFI：舒张期主动脉瓣大量反流信号，

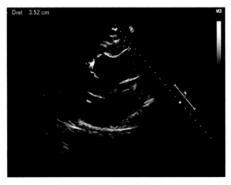

图9-1-1　主动脉根部及升主动脉扩张：胸骨旁左室长轴切面示主动脉根部及升主动脉内径增宽，主动脉根部内径为38mm，升主动脉内径为35mm

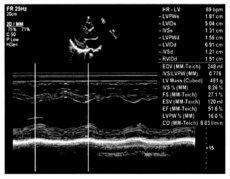

图9-1-2　左心室明显扩大，室壁肥厚：胸骨旁左室长轴切面示左室肥厚

PWD 示收缩期主动脉瓣血流速度稍增快（图 9-1-3，图 9-1-4）。

◆ 胸骨上窝主动脉弓长轴切面：降主动脉远端显示欠佳，未见明显延续，头臂干扩张；CDFI：降主动脉血流信号未见延续（图 9-1-5）。

综合以上超声心动图检查结果，患者左室增大，室壁增厚，主动脉瓣大量反流，异常表现主要为头臂干扩张，降主动脉远端未见明显延续。提示：重度主动脉瓣关闭不全，降主动脉离断或缩窄可能。

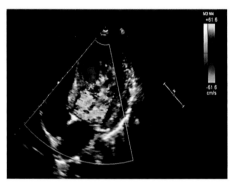

图 9-1-3 主动脉瓣大量反流：心尖五心腔切面示舒张期主动脉大量反流血流信号

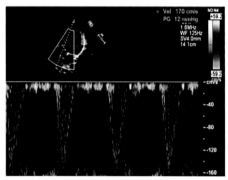

图 9-1-4 主动脉瓣血流无明显增快：心尖五心腔切面主动脉瓣 PWD 示收缩期主动脉瓣血流速度仅稍增快，峰值流速约 170cm/s

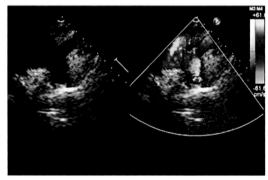

图 9-1-5 （动态）降主动脉远端未见明显延续，头臂干扩张，血流增快：胸骨上窝切面示降主动脉远端未见明显延续，头臂干内径增宽

※ **超声提示**

重度主动脉瓣关闭不全，降主动脉离断或缩窄可能。

※ **大血管 CT**

主动脉根部及升主动脉增宽，内径分别为 38mm、35mm。降主动脉于起始处与主动脉弓离断，主动脉弓三大分支扩张。颈部、椎旁、胸壁可见多支侧支动脉血管，呈扭曲萦

乱的血管团，并于降主动脉起始水平见数支血管汇入降主动脉。诊断：主动脉离断（A型）
（图 9-1-6）。

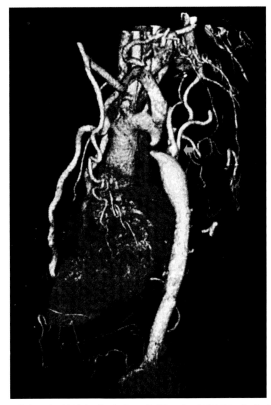

图 9-1-6　主动脉 CT：降主动脉于起始处与主动脉弓离断，主动脉弓三大分支扩张。颈部、椎旁、胸壁可见多支侧支动脉血管

※ **鉴别诊断**

成人主动脉离断多需和多发性大动脉炎、主动脉瓣狭窄、主动脉弓缩窄相鉴别。

◆ 多发性大动脉炎：本病易与大动脉炎累及肾动脉引起的肾动脉狭窄性高血压相混淆。大动脉炎青年女性多发，多个抗体阳性，呈全身炎症活动表现，且超声检查示动脉壁全层弥漫性、不规则增厚，呈"同心圆"状。本患者无以上现象且无其他动脉受累表现，可基本排除多发性大动脉炎。

◆ 主动脉瓣狭窄：该患者突出症状表现为顽固性高血压，且超声检查提示主动脉瓣收缩期血流速度仅稍增快，可基本排除。

※ **最终诊断**

主动脉弓离断（A型），主动脉瓣重度关闭不全。

※ 分析讨论

主动脉弓离断（interrupted aortic arch，IAA）是指升主动脉与降主动脉之间没有连接，是一种罕见的先天性心血管畸形，在所有先天性心脏病中少于 1.3%。常与室间隔缺损、动脉导管未闭合并存在，不合并上述畸形的单纯型主动脉弓离断极少见。误、漏诊率及手术死亡率高。典型的 IAA 患者在出生后早期即可有严重的临床表现，如充血性心力衰竭和严重的肺动脉高压，病情迅速恶化，同时伴有差异性发绀和上下肢血压不等。超声心动图、CT、主动脉造影均有助于诊断。

主动脉弓离断多见于婴幼儿，且基本上都合并较大的室间隔缺损和动脉导管未闭，单独发生且发生于成人者极少。本病例超声心动图表现不典型，旨在提供一种诊断思路。作为超声医生，超声图像是我们诊断的根本，但是我们不能局限于"就图论图"，对患者的诊断是一个整体，需结合患者病史、临床症状、其他影像学及检查资料综合分析。特别是当患者的超声表现与其临床症状不符时，应详细询问病史，查询其他检查资料，寻找诊断的突破口。在本例患者的超声检查及诊断过程中，我们的思路如下：第一，主动脉根部及升主动脉长轴切面示主动脉根部及升主动脉扩张，胸骨旁左室长轴切面示左心室明显扩大，室壁肥厚，初步认为是高血压性心脏病或者主动脉瓣狭窄所致。继续扫查，主动脉瓣瓣膜回声尚可，并未见明显增厚钙化或瓣叶畸形等瓣膜狭窄声像图改变，心尖五心腔切面见舒张期主动脉瓣大量反流信号，PWD 示收缩期主动脉瓣血流速度仅稍增快，收缩期峰值流速约 190cm/s，排除了主动脉瓣狭窄的诊断，考虑为高血压性心脏病。第二，该患者临床表现主要为顽固性高血压，血压较高且难以控制。顽固性高血压的病因比较复杂，不良的生活方式如肥胖、过量饮酒、吸烟及持续精神紧张等，有慢性疼痛或者长期焦虑等疾病，药物影响如非甾体类抗炎药。仔细询问患者，确认无上述情况。第三，考虑是否为继发性高血压，如肾实质疾病、肾动脉疾病、肾上腺皮质肿瘤、嗜铬细胞瘤、原发性醛固酮增多症等。但仔细追问病史及查询既往检查资料，亦排除了以上情况。患者顽固性高血压还是未找到合理解释。

患者体格检查示胸背部闻及响亮的血管性杂音，于是我们推测是否由于主动脉弓降部血管离断或缩窄引起。回到超声图像，再次仔细扫查，胸骨上窝主动脉弓长轴切面示降主动脉远端显示欠佳，未见明显延续，头臂干扩张，CDFI 也显示降主动脉血流信号无延续。患者为成年人，降主动脉远端延续不明显也可能是图像质量不良所致，但不会有头臂干扩张的情况。综合上述，我们分析极有可能是主动脉弓降部血管离断或缩窄。建议行主动脉CT 进一步明确，最终 CT 证实了降主动脉离断的诊断。

※ 经验教训

几乎所有主动脉弓离断患者均合并粗大动脉导管未闭，成为延续降主动脉的桥梁。单发的主动脉弓离断较为罕见，且该患者为 44 岁成年男性，不合并其他心脏血管畸形，特别是几乎必有的动脉导管未闭。常规来说，主动脉弓离断患者由于主动脉近端和远端之间没有血流连通，不合并动脉导管未闭者将无法存活，像本病例中完全依赖侧支循环供应离断远端主动脉血流的更为罕见。本例患者主要为顽固性高血压的临床表现，超声心动图也符合高血压性心脏病征象，由于其高血压的特殊性使得我们追根究底，仔细追问病史及查询既往检查资料，最终才做出了正确诊断，避免漏诊。不是所有的主动脉弓离断患者均合并动脉导管未闭，依赖侧支循环也可以存活至成年。

※ 病例启示

超声医生不能局限于"就图论图"，当患者的超声表现与其临床症状不符时，应详细询问病史，查询其他检查资料进行综合分析，方能避免漏诊、误诊。

（罗庆祎）

第二节 成人主动脉弓重度缩窄一例

※ 病史

患者男性，44岁。因头痛、气短、心悸伴间歇性跛行5个月，加重1周就诊。无胸痛、呼吸困难及双下肢水肿。当地诊断为高血压性心脏病，给予降压、扩血管、利尿等治疗，疗效不佳。既往无冠状动脉粥样硬化性心脏病病史。临床初步诊断为高血压性心脏病。

※ 体格检查

血压140/100mmHg。心尖搏动位置向左下移位。心率90次/分，律齐，胸骨左缘第三、第四肋间可闻及 III 级舒张期叹气样杂音。

※ 超声心动图

◆ 胸骨旁左室长轴切面：左心室扩大，升主动脉及主动脉窦部内径增宽，左室壁增厚；CDFI：舒张期主动脉瓣见大量反流信号（图9-2-1）。

◆ 大动脉短轴切面：主动脉瓣呈二叶畸形，上下排列（图9-2-2）。

◆ 胸骨上窝主动脉弓长轴切面：CDFI示降主动脉内见一宽约0.5cm持续性双期血流信号（图9-2-3）。

胸骨上窝切面降主动脉血流频谱：PWD示降主动脉内异常血流在全心动周期存在；CWD示其峰值流速位于收缩期，峰值流速约491cm/s（图9-2-4，图9-2-5）。

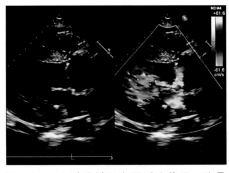 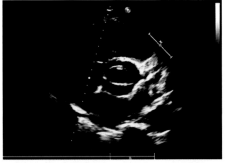

图9-2-1 主动脉瓣见大量反流信号：胸骨旁左室长轴切面示左心室肥大，升主动脉及主动脉窦部内径增宽，主动脉瓣见大量反流信号

图9-2-2 主动脉瓣二叶畸形：大动脉短轴切面示主动脉瓣呈二叶，上下排列

腹主动脉血流频谱：峰值流速下降，加速度时间延长，负向峰消失，呈上游血管狭窄表现（图 9-2-6）。

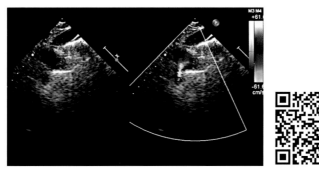

图 9-2-3　（动态）降主动脉内异常血流：胸骨上窝主动脉弓长轴切面示降主动脉内见一宽约 0.5cm 持续性双期血流信号

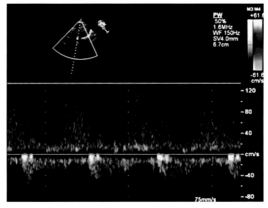

图 9-2-4　降主动脉内异常血流在全心动周期存在：胸骨上窝切面示降主动脉（PWD）测量到舒张为主的双期频谱

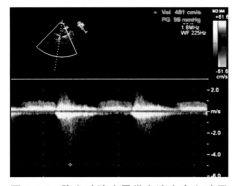

图 9-2-5　降主动脉内异常血流在全心动周期存在，峰值流速位于收缩期：胸骨上窝切面示降主动脉（CWD）测量收缩期峰值流速约 491cm/s

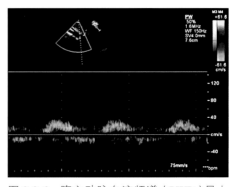

图 9-2-6　腹主动脉血流频谱（PWD）呈上游血管狭窄表现：峰值流速下降，加速度时间延长，负向峰消失

综合以上超声心动图检查结果，患者左室增大，主动脉瓣二叶畸形伴主动脉瓣反流，异常表现主要为降主动脉内见一持续性双期血流信号，CWD 测量降主动脉收缩期峰值流速约 491cm/s。提示：主动脉瓣二叶畸形并重度主动脉瓣关闭不全，降主动脉重度缩窄可能。

※ **超声提示**

主动脉瓣二叶畸形并重度主动脉瓣关闭不全，降主动脉重度缩窄可能。

※ **大血管 CT**

主动脉根部及升主动脉增宽，管径为 51mm × 46mm，降主动脉缩窄，缩窄处位于左锁骨下动脉远端，最窄处约 0.6cm。

诊断：降主动脉重度缩窄（图 9-2-7）。

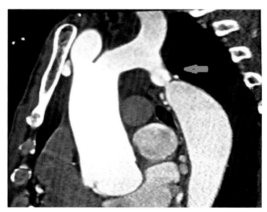

图 9-2-7 主动脉 CT：降主动脉于左锁骨下动脉远端重度缩窄（箭头）

※ **术中所见**

主动脉根部及升主动脉明显扩张，主动脉瓣呈二叶畸形，降主动脉缩窄，最窄处约 0.6cm。对患者行带主动脉瓣人工血管升主动脉替换术（Bentall）及主动脉狭窄段切开、人工血管补片扩大术，术后恢复好。

※ **鉴别诊断**

成人主动脉缩窄多需和多发性大动脉炎、主动脉瓣狭窄相鉴别。

◆ 多发性大动脉炎：该患者症状与大动脉炎累及胸降主动脉狭窄所致高血压及下肢动脉缺血易混淆。但该患者全身无炎症活动表现，且超声检查无动脉壁全层弥漫性、不规则增厚的表现，可基本排除多发性大动脉炎。

◆ 主动脉瓣狭窄：该患者突出症状表现为头痛、间歇性跛行等高血压及下肢动脉缺
血表现，无晕倒、心绞痛及呼吸困难等主动脉瓣狭窄症状，且该患者超声检查提
示无主动脉瓣收缩期高速血流信号，可基本排除。

※ **最终诊断**

降主动脉重度缩窄，主动脉瓣二叶畸形并重度主动脉瓣关闭不全。

※ **分析讨论**

主动脉缩窄发病率在先天性心脏病中约占5%，多见于男性，它的主要病变是主动脉
局限性管腔狭窄导致主动脉血流障碍。临床上通常根据狭窄发生的部位分为导管前型（婴
儿型）和导管后型（成人型）。成人型多为主动脉峡部狭窄，狭窄两端存在较高的压差，
日久即出现代偿现象，表现为主动脉弓部的动脉分支逐渐扩张并与降主动脉的分支之间形
成侧支循环以保证下肢的血液供应。文献报道成人型主动脉缩窄病例中25%～40%合并
主动脉瓣二叶畸形，且一般不合并有其他严重先天性心脏畸形，这与本病例一致。主动脉
缩窄的临床表现因缩窄段部位、缩窄程度、是否合并其他心脏血管畸形及不同年龄而异。
多数患者常不呈现典型临床症状，仅在体格检查时发现上肢高血压、股动脉搏动减弱或消
失。少数病例由于下半身血供减少，呈现下肢怕冷、行走乏力，甚至间歇性跛行。死因大
多为充血性心力衰竭、脑血管意外及主动脉瘤等。超声心动图、CT、MRI、主动脉造影、
心导管检查均有助于诊断。

TTE 由于部分患者（尤其是成年人）胸骨上窝超声图像不良，不能直接显示降主动脉
缩窄区域而在诊断中存在一定局限性，但它可以通过一些间接征象，如左心室肥厚扩大、
主动脉瓣瓣叶畸形并反流、降主动脉内测量到收缩期高速血流、腹主动脉血流频谱形态改
变等提示存在主动脉缩窄的可能，结合 CT 等检查可明确诊断。

本例患者为成年男性，胸骨上窝二维超声图像降主动脉远端显示欠佳，不能直接显
示缩窄区域，且 CDFI 未见降主动脉内高速射流血流信号，而是只探及一朝向探头的异常
持续性双期血流信号。起初认为是主动脉与肺动脉间侧支循环血管，但结合本病例超声表
现及临床症状，难以解释存在宽约0.5cm粗大侧支循环血管。进一步应用此时血流频谱多
普勒（PWD 和 CWD）探测，PWD 探测到该异常血流为舒张期为主的双期血流频谱，但并
未测到收缩期高速血流，切换为 CWD 后，在相同位置测量到该异常血流在全心动周期存
在，峰值流速位于收缩期，说明在整个心动周期中，狭窄两端均存在明显压差，狭窄程度
较重。从而修正了我们的诊断思路，认为可能为降主动脉重度缩窄。由于血流通过缩窄部
位时严重受阻，主动脉瓣反流抽吸时阻力较大，且舒张期主动脉弹性回缩时部分血流因无

法通过狭窄部位而向上逆流，呈现图中所示的舒张期为主的双期红色血流。由于二维超声降主动脉狭窄段显示不满意，建议进一步行主动脉CT检查，最终CT证实了降主动脉重度缩窄的诊断。

※ 经验教训

本例患者超声表现主要为左心室肥厚扩大、主动脉瓣瓣叶畸形并大量反流，诊断时应注意寻找导致这些现象的原因并予以鉴别，主要为高血压性心脏病、主动脉瓣病变、主动脉弓离断等。

难以解释的异常血流为降主动脉内朝向探头的宽约0.5cm持续性双期血流信号，起初认为是主动脉与肺动脉间的侧支循环血管，PWD探测到舒张期为主的双期血流频谱，并未测到收缩期高速血流，若此时结束检查，将导致诊断失误。切换为CWD后，在相同位置测量到存在于全心动周期，峰值流速位于收缩期的血流频谱，并且仔细探测腹主动脉血流频谱，发现其异常改变，从而避免了主动脉弓缩窄的漏诊，提示我们在遇到异常血流而二维超声显示不满意时，要注意PWD和CWD的联合应用，避免遗漏重要的血流频谱信息。

在二维超声不能直接显示主动脉缩窄段的情况下，观察腹主动脉血流频谱是否改变有助于提高诊断机会。腹主动脉血流频谱（PWD）呈峰值流速下降，加速度时间延长，负向峰消失，提示上游血管显著狭窄。

如超声心动图诊断高度怀疑为主动脉缩窄，但狭窄段显示不满意，确诊存在困难时，还应结合其他影像学检查如CT或主动脉造影等。

※ 病例启示

超声心动图是诊断主动脉缩窄的重要方法，但当胸骨上窝超声图像显示不良，不能直接显示降主动脉缩窄区域时，应通过一些间接征象，如左心室肥厚扩大、主动脉瓣瓣叶畸形并反流、降主动脉及腹主动脉血流频谱形态改变，以及二尖瓣狭窄伴有左室乳头肌位置异常、左颈总动脉与左锁骨下动脉开口间距明显增大等作出诊断。

（罗庆祎）

第三节　容易漏诊的主动脉弓重度缩窄

※ 病史

患儿男，12 岁，活动后胸闷心悸、气促不适 1 个月，曾在当地医院检查时发现心脏杂音，行心脏彩超检查提示升主动脉增宽，未做特殊处理。无明显咳嗽、咳痰、咯血，无夜间阵发性呼吸困难及不能平卧，否认外伤史、晕厥病史。自发病以来，患儿精神可，饮食、睡眠可，二便正常。

※ 体格检查

发育尚可，神清，无颈静脉充盈，口唇无发绀；双肺呼吸音粗，无啰音，心前区无隆起，心脏浊音界扩大，心率 88 次 / 分，窦性心律，主动脉瓣听诊区闻及Ⅲ级收缩期杂音，无传导；腹平软，肝脾未触及，双下肢无水肿，周围血管征阴性，双下肢血压略低于双上肢。

※ 超声心动图

◆ 左室长轴切面：主动脉窦部及升主动脉内径明显增宽，主动脉瓣增厚，回声增强，左心室壁稍增厚，左心室壁运动尚可（图 9-3-1，图 9-3-2）。CDFI：主动脉瓣口收缩期五彩镶嵌血流信号，未见明显起源于主动脉瓣反流血流信号。

◆ 心底大动脉短轴切面：主动脉瓣增厚、回声增强，呈二叶，左前右后排列，瓣膜口开放明显受限，闭合尚可（图 9-3-3）。

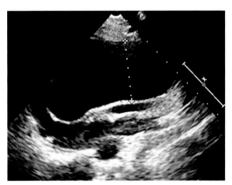

图 9-3-1　主动脉窦部及升主动脉瘤样扩张：左室长轴切面示主动脉窦部及升主动脉瘤样扩张

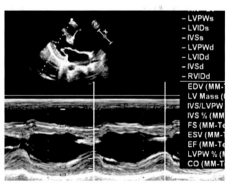

图 9-3-2　左心室壁增厚：左室长轴切面 M 型超声心动图测量示左心室壁增厚

◆ 心尖五心腔切面：左心室壁增厚，主动脉明显增宽，主动脉瓣增厚，回声增强。CDFI：主动脉瓣口收缩期五彩镶嵌血流信号，峰值流速397cm/s，压差63mmHg，未见明显主动脉瓣舒张期反流血流信号。二尖瓣、三尖瓣收缩期反流血流信号（图9-3-4，图9-3-5）。

◆ 主动脉弓长轴切面：升主动脉、主动脉弓、降主动脉未见明显异常，降主动脉起始段内径12mm。CDFI：降主动脉近端血流未见明显异常，可探及异常双期血流信号，未能探测到其起始及走行路径（图9-3-6 ~ 图9-3-8）。

综合以上超声检查，提示：主动脉瓣二叶畸形，主动脉瓣重度狭窄，主动脉瘤样扩张，二尖瓣、三尖瓣轻度关闭不全，动脉导管未闭可能。

※ 大血管 CT

由于临床测量双下肢血压略低于双上肢，因而术前进行了 CT 检查。主动脉瓣二叶

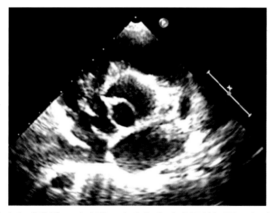

图 9-3-3 （动态）主动脉瓣二叶畸形：心底部大动脉短轴切面示主动脉瓣二叶畸形，呈左前右后排列

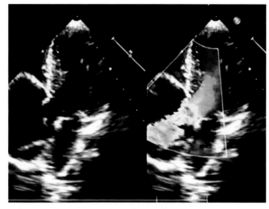

图 9-3-4 （动态）主动脉瘤样扩张，主动脉瓣收缩期湍流血流信号：心尖五心腔切面示主动脉瘤样扩张，主动脉瓣收缩期湍流血流信号

畸形，主动脉窦部扩张，内径约 53mm，升主动脉扩张，内径约 4.5mm；主动脉弓重度缩窄接近离断，降主动脉血供主要来源于双侧锁骨下动脉发出的分支血管（图 9-3-9 ～图 9-3-10）。

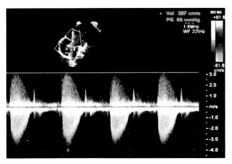

图 9-3-5　主动脉瓣收缩期高速血流：心尖五心腔切面 CW 测量示主动脉瓣收缩期高速血流信号

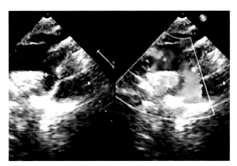

图 9-3-6　降主动脉双期血流信号：胸骨上主动弓长轴切面示降主动脉内径正常，探及异常双期血流信号

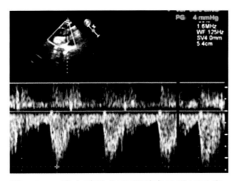

图 9-3-7　降主动脉血流频谱未见明显异常

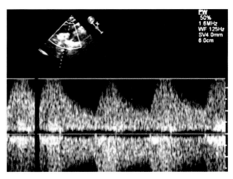

图 9-3-8　主动脉弓双期血流：胸骨上窝主动脉弓长轴切面频谱多普勒示双期血流信号频谱

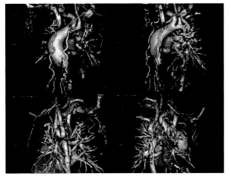

图 9-3-9　大血管 CT：主动脉弓重度缩窄，降主动脉供血来源于双侧锁骨下动脉发出的分支血管

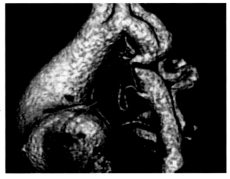

图 9-3-10　大血管 CT：主动脉弓峡部纡曲，重度缩窄，接近离断

※ 术中所见

主动脉瓣二叶畸形、狭窄，主动脉窦部及升主动脉瘤样扩张；降主动脉纡曲，距左锁骨下动脉起始部约 20mm 处降主动脉明显变细，接近离断。

※ 鉴别诊断

主动脉弓重度缩窄需与主动脉弓离断及主动脉弓走行褶曲相鉴别。

◆ 主动脉弓离断：主动脉弓离断系指升主动脉与降主动脉之间的连续性中断，是少见的先天性心血管畸形。Celoria 和 Patton 将主动脉弓离断分为三型，A 型位于左锁骨下动脉远端，B 型位于左颈总动脉和左锁骨下动脉之间，C 型位于无名动脉和左颈总动脉之间。B 型最常见，国内也有研究报道为 A 型常见。大部分合并室间隔缺损及动脉导管未闭，也可合并共同动脉干或主肺动脉间隔缺损及右心室双出口。主动脉离断与主动脉缩窄临床上有较多相似之处，声像特点共同点较多，两者对胸骨上窝主动脉弓长轴、短轴、标准及非标准切面均较重要。误诊原因为降主动脉折叠、扭曲、缩窄、离断部位距主动脉弓位置较远，常规经胸探测降主动脉欠佳，特别是对于主动脉弓重度缩窄与离断，有时鉴别诊断有困难。超声全程显示升主动脉、主动脉、降主动脉有一定局限性，难以明确时可以建议行其他影像学检查。

◆ 主动脉弓走行褶曲：主动脉弓降部走行褶曲，血流速度增快，可能会引起轻度或轻中度的狭窄，一般不引起远端血流明显改变，需要与主动脉弓缩窄鉴别。主动脉弓缩窄超声表现为降主动脉局限性或管状缩窄，血流速度增快，严重缩窄时，远端血管如腹主动脉血流速度减慢，可呈"小慢波"。有时主动脉弓走行褶曲合并缩窄，超声诊断有一定困难，需要多切面探测显示主动脉走行及形态情况，观察效果不满意时可行其他影像学检查以明确诊断。

※ 最终诊断

主动脉瓣二叶畸形，主动脉瓣重度狭窄，主动脉窦部及升主动脉瘤样扩张，主动脉弓重度缩窄。

※ 分析讨论

主动脉缩窄是一种常见的小儿先天性疾病，国内报道占 1% ~ 3%，男多于女，男女之比（4 ~ 5）：1，主动脉缩窄最常发生于左锁骨下动脉远端、动脉导管或峡部，狭窄处管腔内径狭窄甚至闭塞，血流明显受阻。主动脉缩窄的发病原因不明，有人认为系动脉导管纤维化闭锁过程中波及主动脉峡部或主动脉峡部过度狭窄所致，亦有人认为与胚胎期血液循环有关，胚胎期胎儿血流分布不均，由于接受来自导管的血流，通过峡部的血流减少，使得主动脉峡部变细或狭窄。部分缩窄患儿合并主动脉发育不良，刘芳等报道了 15 年间确诊的 96 例主动脉缩窄患者，其中 16 例伴有主动脉弓发育不良，此类患儿手术风险高，术后狭窄的复发率高，因此术前明确诊断至关重要。超声心动图检查时需要多切面仔细检查，避免漏诊，特别是近端主动脉及主动脉瓣病变时，应更加仔细检查远端是否存在主动脉弓缩窄情况。

主动脉弓缩窄超声表现为降主动脉局限性或管状缩窄。由于胸骨上窝扫查声束与降主动脉平行，管腔显示欠清晰，二维测值有时误差较大，仅能作为参考。此外，部分病例主动脉弓部及降部走行方向轻度旋转，常规胸骨上窝主动脉弓长轴切面可见降主动脉起始部内侧壁呈条索状凸入腔内，有时误认为隔膜型狭窄，此时如若转动探头改变扫查方位，即可显示正常管腔。缩窄处及远端显示窄束五彩射流束是诊断的特征性表现之一，Simpson认为缩窄处彩流束直径与血管造影测值相关性好，而二维测值与血管造影相关性较差。主动脉弓离断超声表现为主动脉弓突然中断形成盲端，彩色血流束中断。当降主动脉内出现五彩血流束时应注意鉴别主动弓缩窄和离断。缩窄可见经过缩窄处的窄束血流，而离断彩色血流束至降部中断，远端降主动脉内五彩血流束为肺动脉经动脉导管进入降主动脉的血流，有时主动脉弓重度缩窄与主动脉弓离断鉴别十分困难。

※ 经验教训

此病例为 12 岁患者，主动脉瓣、二尖瓣畸形病变，主动窦部及升主动脉瘤样扩张，常规胸骨上主动脉长轴切面扫查可观察到近端降主动脉未见明显异常，无明显增宽及异常增快血流信号，故漏诊动脉弓重度狭窄，应该扫查腹主动脉血流情况，可能会提示存在主动脉弓缩窄情况。同时胸骨上切面彩色多普勒发现双期血流，未能探测到明确的起源及走行情况，也应该提示有可能存在其他血管畸形的可能，不应该单纯考虑存在动脉导管未闭的情况，虽然超声心动图诊断主动脉弓畸形时，因声窗范围小、扫查困难，易致误、漏诊，且对少见畸形的病理解剖学知识有更高的要求。但还是应该注意细节，多思考相关病变，有疑问时可建议进行其他影像学检查。

※ 病例启示

◆ 幼儿及儿童患者，主动脉瓣近端病变时一定要同时考虑远端是否存在先天性主动脉弓缩窄或离断病变。
◆ 近端主动脉瘤样扩张，弓将部内径正常，也要警惕是否有远端缩窄或离断的情况。

◆ 要重视细节，胸骨上窝切面双期血流信号，应该仔细探测血管病变情况，避免漏诊。

◆ 怀疑主动脉病变时，虽然超声全程扫查主动脉情况受胸骨及肺气等影响有困难，但可以扫查近端升主动脉及远端腹主动脉情况以帮助诊断，诊断困难时建议行其他影像学检查。

（王庆慧）

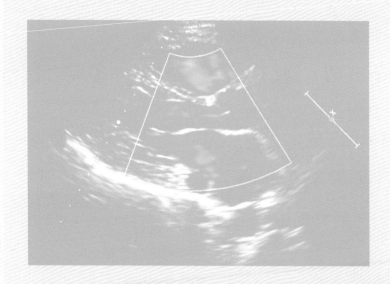

【第十章】
心房异构

第一节　双房左房异构，多脾综合征

※ 病史

　　患者女性，27岁。因头昏、胸闷、乏力1个月就诊，症状于活动时明显，休息后减轻，未系统诊治。既往无高血压、肺源性心脏病、冠状动脉粥样硬化性心脏病病史。我院门诊心电图提示交界性心律，心动过缓，心率37次/分。临床初步诊断为病态窦房结综合征。

※ 体格检查

　　血压110/70mmHg，心率37次/分，律齐，各瓣膜听诊区未闻及病理性杂音。

※ 超声心动图

◆ 胸骨旁左室长轴切面：显示左侧心房扩大，冠状静脉窦内径增宽（图10-1-1），M型超声心动图2b区除以上所见外还可见心率慢，约38次/分（图10-1-2）。

◆ 心尖四心腔切面：左侧心房扩大，二尖瓣轻度关闭不全（图10-1-3）。

◆ 剑下切面：显示肝静脉直接汇入右侧心房（图10-1-4）。

◆ 腹腔大血管短轴切面：腹主动脉与奇（半奇）静脉同位于脊柱左侧，腹主动脉在前，奇（半奇）静脉位于后方（图10-1-5）。

◆ 剑下长轴切面：可同时显示腹主动脉与奇（半奇）静脉，奇（半奇）静脉绕过心房后方，与肝静脉及右房均无连接（图10-1-6），肾静脉以远静脉血流入奇静脉（图10-1-7）。

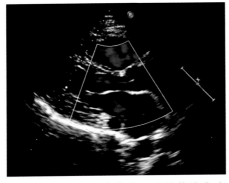

图10-1-1　左侧心房扩大，冠状静脉窦内径增宽：左心室长轴切面示左侧心房扩大，冠状静脉窦内径增宽

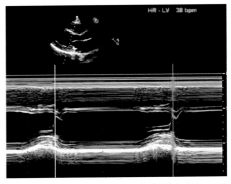

图10-1-2　心率慢：左心室长轴切面M型超声心动图2b区示心率慢，约38次/分

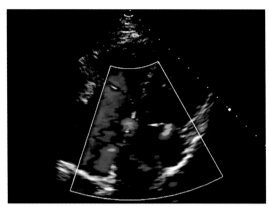

图 10-1-3 左心房扩大，二尖瓣轻度关闭不全：心尖四心腔切面示左侧心房扩大，二尖瓣轻度关闭不全

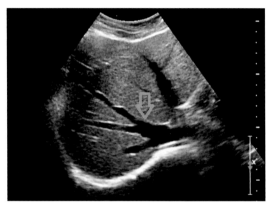

图 10-1-4 （动态）肝静脉直接汇入右侧心房：剑下切面示肝静脉直接汇入右侧心房（箭头）

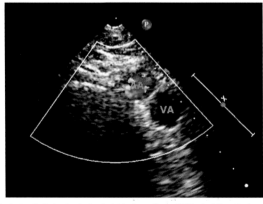

图 10-1-5 （动态）腹主动脉与奇（半奇）静脉同位于脊柱左侧，腹主动脉在前，奇（半奇）静脉位于后方：腹腔大血管短轴切面示腹主动脉与奇（半奇）静脉同位于脊柱左侧，腹主动脉在前，奇（半奇）静脉位于后方

◆ 胸骨上窝切面：奇（半奇）静脉血汇入上腔静脉（图 10-1-8），脾脏呈分叶状，位于右侧肝脏和肾脏之间（图 10-1-9）。

当探测到剑下切面发现患者肝静脉的汇入异常，下腔静脉与腹主动脉位于脊柱同侧时应注意观察下腔静脉、脾脏及肝脏等情况，本患者脾脏呈分叶状，位于右侧肝脏与肾脏之

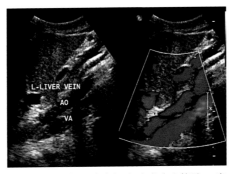

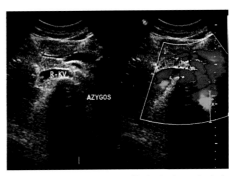

图 10-1-6　腹主动脉与奇（半奇）静脉，奇（半奇）静脉绕过心房后方：剑下长轴切面可同时显示腹主动脉与奇（半奇）静脉，奇（半奇）静脉绕过心房后方，与肝静脉及右房均无连接

图 10-1-7　肾静脉以远静脉血流入奇（半奇）静脉：剑下长轴切面示肾静脉以远静脉血流入奇（半奇）静脉

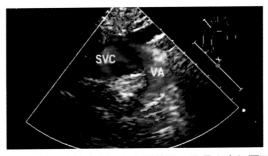

图 10-1-8　（动态）奇（半奇）静脉血汇入上腔静脉：胸骨上窝切面示奇（半奇）静脉血汇入上腔静脉

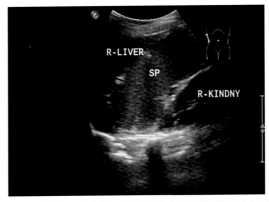

图 10-1-9　（动态）脾脏呈分叶状：胸骨上窝切面示脾脏呈分叶状，位于右侧肝脏和肾脏之间

间，腹主动脉与腔静脉同位于脊柱左侧，腹主动脉在前，腔静脉位于后方，肝后段下腔静脉缺如，正常的下腔静脉间断，间断的下腔静脉由位于腹主动脉后方的奇（半奇）静脉延续，肾静脉以远静脉血流入奇（半奇）静脉经上腔静脉汇入右侧心房，提示双房左房异构，多脾综合征，下腔静脉缺如。

※ 超声提示

双房左房异构，多脾综合征，下腔静脉离断；左侧心房内径增大；二尖瓣轻度关闭不全，永存左上腔静脉；检查中见患者心率慢，约 38 次 / 分。

※ 右心房造影

造影导管沿腔静脉走形至右侧心房水平，造影见造影剂向上走形后与上腔静脉汇合后再入右侧心房，右心房造影见肝左、肝中、肝右静脉显影。

※ 鉴别诊断

本例患者超声主要需要和双房右房异构、缺血性心肌病相鉴别。

◆ 双房右房异构：超声上虽也可见冠状静脉窦内径增宽、永存左上腔、下腔静脉和腹主动脉均位于脊柱同侧的情况，但较多情况下下腔静脉在前，腹主动脉在后，多合并无脾综合征及肺静脉异位引流，且一般不出现下腔静脉缺如。

◆ 缺血性心肌病：患者有头昏、胸闷，乏力等症状，且于活动时明显，休息后减轻，但心电图示窦性心动过缓，交界性逸搏心律，无 ST-T 段的改变，超声心动图无节段性室壁运动减弱。

※ 最终诊断

双房左房异构；多脾综合征；下腔静脉缺如；左侧心房内径增大；二尖瓣轻度关闭不全；永存左上腔静脉（检查中见患者心率慢，约 38 次 / 分）。

※ 分析讨论

左房异构系指两侧心房均成左心房形态，是内脏异位症的一种类型，与胚胎发育早期内脏侧化异常有关，成对的胸腹腔器官趋向左侧结构对称化，是少见的先天畸形，表现为左房对称位，心脏畸形，脾脏常为多个团块状及分叶状，故又称为多脾综合征。但一些左房异构可伴正常的脾脏，所以脾脏并不是判断心房位置的最佳方法，左房异构的病理标准为两侧心房及心耳形态类似解剖左心房及左心耳，但是超声检查难以判断心耳形态，现超声心动图诊断多以腹腔脏器及腹腔大血管在横膈部位的位置关系等作为间接诊断指标。通过超声检查发现左房异构及下腔静脉情况，对心导管检查及外科手术方式的选择具有重要价值。

左房异构时，剑下短轴切面见下腔静脉和腹主动脉与脊柱的对称关系消失。腹主动脉位于脊柱的前方，正常的下腔静脉间断，间断的下腔静脉由位于腹主动脉后方的奇（半奇）静脉延续，胸骨上窝切面可观察到奇（半奇）静脉与上腔静脉连接及永存左上腔静脉。剑下纵切同时显示两条大血管，前方为腹主动脉，后方为上行的奇（半奇）静脉，奇（半奇）静脉绕过心房后方上行不与肝静脉和右心房连接。脊柱右侧多方扫查均不能显示下腔静脉与右房相通的征象，即可提示下腔静脉肝段缺如。肝静脉直接引流入双侧心房之一或共同心房内，肝脏位置不定，常表现为水平肝，脾脏多呈分叶状。

左房异构的异位心律发生率明显高于心房位置正常者，因双侧心房皆呈左房结构，右侧心房的窦房结发育不良，患者心电图可表现为低位房性或交界区心律，常以冠状窦性心律为主，P波电轴大多朝向上方，Ⅱ、Ⅲ、aVF导联P波倒置，所以复杂型先天性心脏病，同时有P波电轴上偏者应考虑是否为左房异构。

本例患者心率慢，腔静脉与腹主动脉同位于脊柱左侧，腹主动脉在前，奇（半奇）静脉在后，下腔静脉缺如，肾静脉以远血流入奇（半奇）静脉，经上腔静脉汇入右侧心房，冠状静脉窦内径增宽，胸骨上窝探及永存左上腔静脉，肝脏呈水平位，脾脏呈分叶状，以上超声表现均符合双房左房异构的征象，故考虑诊断为双房左房异构，多脾综合征。

※ 经验教训

本例患者心脏表现主要为心率慢，左侧心房扩大，冠状静脉窦内径增宽，永存左上腔静脉，如果在检查剑突下时，超声医师没有细心留意到肝静脉直接汇入右心房及下腔静脉和腹主动脉与脊柱的对称关系的异常声像图，又或者缺乏对左房异构、多脾综合征的认识，将无法对本例患者的真正心脏结构改变和下腔静脉的情况作出正确的诊断。在后续起搏器植入手术过程中充分考虑左上腔和肝后段下腔静脉离断的关系，选择了右上肢血管入路，避免了不必要的麻烦。

※ 病例启示

如在超声检查中发现肝静脉汇入异常，下腔静脉与腹主动脉位于脊柱同侧时应注意观察下腔静脉、脾脏及肝脏等情况，综合分析是否诊断为左房异构。

心脏超声医师应该在从事专门的心脏超声诊断工作前进行全身各系统疾病的超声诊断基础知识规范化培训，这有助于对疾病全面分析，从而做出准确诊断。

（陈 剑 任秋婷）

第二节 双房右房异构，无脾综合征

※ 病史

发现心脏杂音 1 个月余。患者 1 个月前因肺炎在当地诊所就诊，医师听诊发现心脏杂音，于上级医院完善心脏超声检查，提示先天性心脏病，为求进一步诊治，入住我院。

※ 体格检查

体温 36℃，脉搏 138 次 / 分，呼吸 40 次 / 分，血压 80/50mmHg。神清，口唇及四肢轻度发绀，颈静脉无异常充盈，双肺呼吸音清，无干、湿啰音；心率 138 次 / 分，律齐，胸骨旁第三、第四肋间可闻及 Ⅰ～Ⅱ / Ⅵ 级收缩期杂音，周围血管征阴性；腹软，无压痛及反跳痛，肝脾未触及肿大，双下肢无水肿。

※ 超声心动图

◆ 剑下切面：肝脏呈水平位，未探及明显脾脏回声，腹主动脉、下腔静脉均位于脊柱左前方，下腔静脉位于腹主动脉前方，下腔静脉引流入左侧心房（图 10-2-1）。房间隔中部及下部连续中断，分别约为 1.3cm，0.7cm，心脏十字交叉消失，CDFI 左侧心房分流入右侧心房（图 10-2-2，图 10-2-3）。

◆ 心尖四心腔切面：心脏位于右侧胸腔，心室左襻，双侧心房均呈右心房结构，未探及明显三尖瓣启闭活动。室间隔连续中断约 1.2cm，CDFI 解剖左室分流

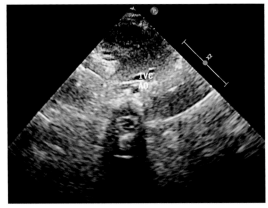

图 10-2-1 （动态）未探及明显脾脏回声，腹主动脉、下腔静脉均位于脊柱左前方：剑下切面示肝脏呈水平位，未探及明显脾脏回声，下腔静脉、腹主动脉同位于脊柱左前方，下腔静脉在腹主动脉前方

解剖右室（图 10-2-4）。

◆ 胸骨旁五心腔切面：仅探及一增粗大动脉开口于左侧解剖右心室（图 10-2-5）。

◆ 胸骨上窝切面：降主动脉似可探及约 0.4cm 的分支，CDFI 探及双期血流信号（图 10-2-6）。

※ 超声提示

复杂先天性心脏病：右位心；无脾综合征；双侧右房异构；三尖瓣闭锁；永存动脉干（Ⅳ型可能）；房间隔缺损，原发孔约 0.7cm，继发孔约 1.3cm，左侧心房分流入右侧心房；室间隔缺损，约 1.2cm，解剖左室分流入解剖右室；部分型肺静脉异位引流可能；小体–肺侧支。

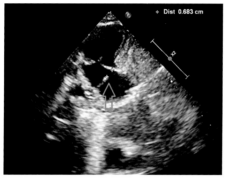

图 10-2-2　房间隔下部中断：心尖四心腔切面示房间隔下部近房室瓣环位置连续性中断（箭头）

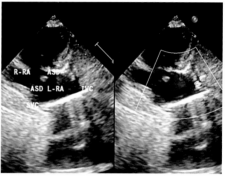

图 10-2-3　双侧心房呈右心房形态，房间隔连续性两处中断：心尖四心腔非标准切面示双侧心房呈右心房形态，上腔静脉及下腔静脉汇入左侧心房（功能右心房），房间隔连续性两处中断，心脏十字交叉消失，CDFI 左侧心房分流入右侧心房

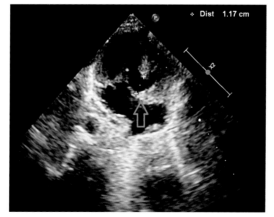

图 10-2-4　（动态）未探及三尖瓣启闭活动，室间隔连续性中断：心尖四心腔切面示未探及三尖瓣明显启闭活动，室间隔连续性中断（箭头）

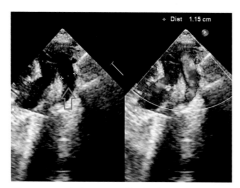
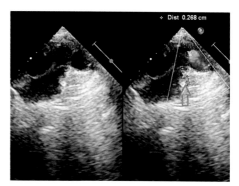

图 10-2-5 仅探及一增粗大动脉：胸骨旁五心腔切面示仅探及一增粗大动脉开口于左侧解剖右心室（箭头）

图 10-2-6 降主动脉似可探及小分支：胸骨上窝切面示降主动脉似可探及约 0.4cm 的分支，CDFI 探及双期血流信号（箭头）

※ 鉴别诊断

左房异构：左房异构与右房异构属于内脏异位综合征的两种，可以从腹腔大血管排列位置、心脏心耳形态、心内结构改变及胸腹腔脏器形态位置改变等方面进行鉴别诊断。

※ 最终诊断

右位心；无脾综合征；双侧右房异构；三尖瓣闭锁；永存动脉干（Ⅳ型可能）；房间隔缺损；室间隔缺损。

※ 分析讨论

内脏异位综合征 又称心脾综合征，是一组多发的复杂性病变，包括心内外畸形（胸腔、心脏、腹腔脏器等），分为左侧异构和右侧异构两种。左侧异构双侧脏器全为左侧形态学结构，又称为左房异构（多脾综合征）；右侧异构双侧脏器全为右侧形态学结构，又称为右房异构（无脾综合征）。可以从以下几个方面综合检查、诊断。

◆ 心脏结构改变 左房异构心脏位置异常占 40%～50%，双侧心房心耳为左心耳形态结构，指状，基底部较狭小但深度较深，内壁梳状肌较细小。常合并肺静脉异位引流，房、室间隔缺损流出道梗阻等；右房异构心脏位置异常较多见，双侧心房心耳为右心耳结构，基底部较宽大，深度较浅，内壁梳状肌粗大。常见心内畸形有冠状静脉窦间隔缺损、完全性肺静脉异位引流、肺动脉狭或闭锁窄、房室连接不一致、右室双出口等。

◆ 大血管位置及形态改变 谢明星、李玉曼等对 30 例心房异构患者总结分析得出：左房异构腹主动脉与下腔静脉位于脊柱同侧，腹主动脉在前，下腔静脉在后；右房异构腹主动脉与下腔静脉位于脊柱同侧，下腔静脉在前，腹主动脉在后。由此可见大血管的排列关系是重要鉴别点。多脾综合征、心脏畸形较常见，其中下腔静脉畸形发生率为 5% ~ 8%。上腔静脉畸形常见为永存左上腔静脉，下腔静脉畸形则多见为下腔静脉缺如、双下腔静脉和下腔静脉骑跨等，其中下腔静脉肝后段缺如较常见，肝静脉直接汇入右心房，下腔静脉上行与奇静脉或半奇静脉连接汇入上腔静脉，奇静脉或半奇静脉内径增宽，经上腔静脉汇入右心房，此特点为多脾综合征的直接征象。

◆ 腹腔脏器　主要为肝脏、脾脏位置及形态改变。心房异构患者，肝脏多为中位肝。右房异构中 74% ~ 91% 患者无脾脏，未能探及脾脏结构；45% ~ 96% 左房异构新生儿有多个脾脏，或脾呈多叶，可以通过探测脾动脉观察脾脏情况。

◆ 胸腔脏器　支气管、肺脏的形态具有重要鉴别意义。左房异构双侧支气管动脉位于支气管之上，双肺为两叶；右房异构双侧支气管动脉位于支气管之下，双肺为三叶。另有文献指出，支气管角度及长度也有鉴别意义，支气管角度大于 135° 多考虑右房异构，小于 135° 考虑左房异构，右侧支气管长度与左侧支气管长度之比在 0.67 ~ 1.5 之间时，应考虑气管异构。

◆ 心电图特征　邢海华等对 126 例心房异构患者心电图检查结果进行了总结，指出右房异构患者存在两个对称的窦房结，可按固有频率发放激动或交替发放激动，导致心电图以窦性心律、左房心律及游走心律多见。而左房异构患者可能存在窦房结缺如、发育不良或位置异常，心电图以低位房性心律及交界性心律多见。Rohit S. Loomba 等提出右房异构患者心电图以房扑、房性心动过速、室性心动过速及交界性心动过速多见，而右房异构患者以房室传导阻滞、心室传导延迟及病窦综合征多见。

综上所述，该患者肝脏呈水平位，未探及明显脾脏回声。腹主动脉、下腔静脉均位于脊柱左前方，下腔静脉位于腹主动脉前方，引流入左侧心房。双侧心房均呈右心房结构、房间隔缺损、室间隔缺损、永存动脉干等。以上特征符合右房异构的诊断，可结合患者的肺脏结构特征、心电图等，以帮助确诊。

※ 经验教训

诊断复杂性先天性心脏病时，心脏超声医师不能只注重心内结构改变情况需结合患者腹腔大血管位置及形态、腹腔脏器情况、心电图特征以及胸腔脏器特征等综合诊断。考虑内脏异位综合征时，需对心房心耳仔细观察，针对心耳形态及梳状肌的特点、腹腔大血管排列特点和脾脏情况等几个重要鉴别因素以综合扫查，从而进行鉴别诊断。

※ **病例启示**

临床工作中，心脏超声医师通常重点观察心脏结构改变情况，而容易忽略腹腔、胸腔脏器及大血管改变情况，导致孤立性地从心脏方面作出诊断，从而造成误诊、漏诊。心脏超声医师应学习腹部超声的基础切面，能够观察腹腔脏器、大血管的形态位置改变，同时应了解心电图、肺脏 CT 等相关知识，从而做到多方面综合诊断。

（陈 剑 伍巧玲）

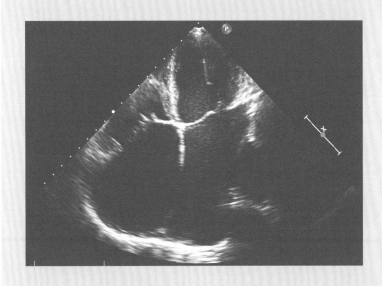

【第十一章】

其他心脏病变

第一节　小房间隔缺损合并遗传性出血性毛细血管扩张症所致肺动脉高压

※ 病史

患者女性，34 岁。劳累后感胸闷、气促半年就诊。多家医院就诊分别诊断为先天性心脏病：房间隔缺损、肺动脉高压，心脏扩大原因待查等。既往有高血压病史，无肺源性心脏病、冠状动脉粥样硬化性心脏病病史。临床初步诊断为先天性心脏病：房间隔缺损、肺动脉高压；高血压。

※ 体格检查

血压 150/95mmHg，心率 83 次 / 分，心律不齐。心界扩大，听诊闻及肺动脉瓣第二心音亢进及三尖瓣听诊区收缩期杂音。

※ 超声心动图

◆ 胸骨旁左室长轴切面：左室壁增厚，左心房、左心室扩大，M 型超声心动图 2b 区除以上所见外还可见心律不齐（图 11-1-1）。

◆ 心尖四心腔切面：全心扩大，左右心房明显（图 11-1-2）；CDFI：收缩期二尖瓣、三尖瓣可探及反流血流信号，二尖瓣为少量血流信号，三尖瓣为中到大量血流信号（图 11-1-3）。

◆ 非标准心尖四腔切面：三尖瓣反流，CWD 显示测量三尖瓣反流压差为 75mmHg（图 11-1-4）。

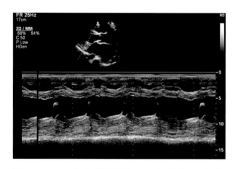

图 11-1-1　左室壁增厚，左心扩大：左心室长轴切面 M 型超声心动图 2b 区示左室壁增厚，左心房、左心室扩大

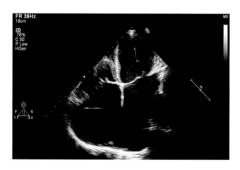

图 11-1-2　全心扩大：心尖四心腔切面示全心扩大、左右心房明显

◆ 偏右心室侧四心腔切面：房间隔低速过隔血流，三尖瓣中到大量反流血流信号（图 11-1-5）。

◆ 剑下双心房切面：肝内探及弥漫的纤曲扩张的无回声结构（图 11-1-6），CDFI 显示肝内无回声结构内弥漫性动静脉瘘血流信号（图 11-1-7）。

◆ 腹主动脉腹腔干长轴切面：明显增宽的腹腔干，血流信号混叠，提示血流速度快，流量大（图 11-1-8）。

综合以上超声检查结果，患者全心扩大，左心室壁增厚，房间隔缺损继发孔型、肺动脉高压。房间隔缺损较小，与患者肺动脉高压程度不成比例，异常表现主要为肝脏内血管弥漫性扩张及动静脉瘘声像图改变。提示：肝遗传性出血性毛细血管扩张症声像图改变，联系肺动脉高压与房间隔大小不符，考虑遗传性出血性毛细血管扩张症导致全心扩大、肺动脉高压。

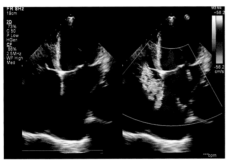

图 11-1-3　三尖瓣中-重度关闭不全、二尖瓣轻度关闭不全：心尖四心腔切面彩色多普勒示三尖瓣中-重度关闭不全、二尖瓣轻度关闭不全

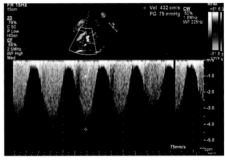

图 11-1-4　三尖瓣反流压差：非标准心尖四心腔切面三尖瓣反流 CWD 示三尖瓣反流压差 75mmHg

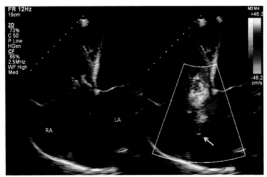

图 11-1-5　（动态）房间隔缺损及三尖瓣反流：偏右心室侧四心腔切面示房间隔低速过隔血流，三尖瓣中到大量反流血流信号（RA 为右心房，LA 为左心房，箭头所指为房间隔低速过隔血流）

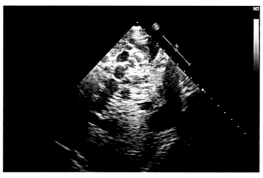

图 11-1-6 （动态）肝脏内管状无回声：剑下切面示肝脏内弥漫性纡曲扩张的管状无回声

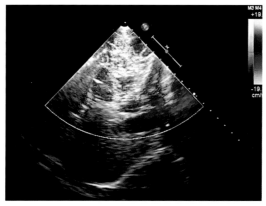

图 11-1-7 （动态）肝内纡曲弥漫性动静脉瘘：彩色多普勒血流示肝内纡曲无回声内弥漫性动静脉瘘血流信号

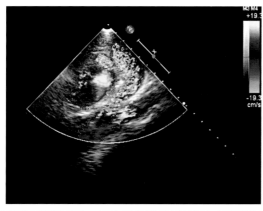

图 11-1-8 （动态）腹腔干明显增宽：腹主动脉腹腔干长轴切面示明显增宽的腹腔干，血流信号混叠，提示血流速度快，流量大

※ 超声提示

全心扩大、双房明显；左心室壁增厚；房间隔缺损，继发孔型，大小约 1.1cm，左向右分流；三尖瓣中重度关闭不全；二尖瓣轻度关闭不全；肝内广泛动静脉瘘（考虑肝遗传性出血性毛细血管扩张症声像图改变）；肺动脉收缩压：90mmHg（考虑遗传性出血性毛细血管扩张症相关性肺动脉高压）。

※ 右心导管

测得的血流动力学特征为：右心房压 18mmHg，肺动脉平均压 63mmHg，右心室舒张末压 19mmHg，肺毛细血管楔压 11.5mmHg，肺循环阻力 14wood 单位。

※ 鉴别诊断

本例患者需要与体-肺分流型先天性心脏病所引起的肺动脉高压、特发性肺动脉高压（IPAH）相鉴别。

◆ 房间隔缺损引起肺动脉高压：本例患者因仅发现房间隔缺损，未见其他体-肺分流先天性心脏病，故仅需与房间隔缺损引起肺动脉高压相鉴别。房间隔缺损引起肺动脉高压多较其他左向右分流型先天性心脏病出现晚，多于 45 岁以后出现症状，心脏改变多以右心室、右心房扩大为主。而该患者年龄 34 岁，全心扩大，三尖瓣反流估测肺动脉收缩压约 90mmHg，房间隔缺损仅为 1.1cm，这样大小的房间隔缺损与心脏结构及肺动脉压力改变明显不符，需要考虑有无其他病因引起肺动脉高压或合并特发性肺动脉高压。

◆ 特发性肺动脉高压：特发性肺动脉高压（IPAH）曾被称为原发性肺动脉高压（PPH），是以发病原因不清、起病隐匿，肺血管阻力肺动脉压进行性升高为重要特征的一类疾病。临床需要结合病史及多种实验室检查排除其他类型疾病所致的肺动脉高压。本例患者因为肝脏声像图改变非常典型，结合其他诊断标准，可确诊遗传性出血性毛细血管扩张症相关性肺动脉高压。

※ 最终诊断

遗传性出血性毛细血管扩张症相关性肺动脉高压；全心扩大、双心房明显；左心室壁增厚；房间隔缺损，继发孔型，大小为 1.1cm，左向右低速分流；三尖瓣中重度关闭不全；二尖瓣轻度关闭不全；左心室舒张功能减低。

※ 分析讨论

肺动脉高压是指静息状态下患者平均肺动脉压力升高至≥ 25 mmHg，是以由多种病因导致肺血管阻力进行性增高为特点的一大类临床综合征。右心导管作为评价肺动脉压力和肺血管阻力以及心功能最直接的手段，是评价肺动脉压力和血管病变及心室功能的金标准。超声心动图测量肺动脉高压患者肺动脉收缩压力与右心导管测量的肺动脉收缩压力呈高度相关，可以方便准确地检测出肺动脉高压相关改变，是无创诊断肺动脉高压的常用方法之一。但对于肺动脉高压的病因学诊断，除对各种先天性心脏病及二尖瓣、左心室、左心房等病变基础上发生的肺动脉高压可进行诊断外，对于其他病因的多数患者，尤其是病变累及肺小动脉、毛细血管和细小肺静脉者，超声通常没有病因学的诊断价值。对于本例患者，由于房间隔缺损大小与心脏结构及肺动脉高压改变明显不符，很容易考虑到患者肺动脉高压与房间隔缺损无明显相关性，需要作其他排除性诊断。在检查剑突下切面时，探测到肝脏有特征性的肝遗传性出血性毛细血管扩张症声像图改变，故考虑本例患者肺动脉高压为遗传性出血性毛细血管扩张症相关性。遗传性出血性毛细血管扩张症（hereditary hemorrhagic telangiectasia，HHT）为常染色体显性遗传性疾病，男女均可患病，父母均可遗传，常有家族史。遗传性出血性毛细血管扩张症为少见病，临床表现多种多样，且缺乏特异性。常见症状有鼻衄、皮肤黏膜改变、消化道出血、咯血和肺动脉高压等。因为相关科室涉及皮肤科、消化内科、耳鼻喉科、呼吸科、心内科和急诊科等，且临床对这类疾病认识明显不足，诊断难度大。遗传性出血性毛细血管扩张症多于青、中年出现临床表现，出现肺动脉高压时缺乏特征性表现，因此易误诊为特发性肺动脉高压。国际 HHT 基金科学顾问委员会的诊断标准如下，①鼻衄：反复、自发性鼻出血；②毛细血管扩张：位于特征部位（如嘴唇、口腔、手指和鼻部）的多发毛细血管扩张；③内脏损害：如胃肠毛细血管扩张（伴或不伴出血）、肺动静脉畸形、肝脏动静脉畸形、脑动静脉畸形和脊椎动静脉畸形；④家族史：根据上述诊断，患者一级亲属中，至少有 1 位被诊断为 HHT。以上 4 项中，符合 3 项即可确诊 HHT，符合 2 项则疑诊为 HHT，如少于 2 项则诊断可能性不大。本例患者由于检查中观察到有类似肝遗传性出血性毛细血管扩张症声像图改变，追问病史得知患者有反复鼻出血，鼻尖部、手指有较为明显的毛细血管扩张，4 条诊断标准符合 3 项，可确诊为 HHT。由于遗传性出血性毛细血管扩张症相关性肺动脉高压发病机制和治疗不同于特发性肺动脉高压，所以及时、准确地诊断遗传性出血性毛细血管扩张症相关性肺动脉高压对指导治疗至关重要。HHT 相关性肺动脉高压相对比较罕见，在所有 HHT 中所占的比例不到 1%，其在临床上可以根据病理生理及血流动力学分为两种完全不同的 PH 类型，一类和肝动静脉瘘密切相关，继发于高心输出量，在临床相对多见，表现为左房压升高而肺血管阻力（pulmonary vascular resistance，PVR）不高；另一类型相对少见，表现为肺动脉高压（pulmonary arterial hypertension，PAH），左房压正常，心输出量正常或减低，同时伴有 PVR 显著升高。HHT 相关高心排 PH 患者中，常见 ALK-1 基因突变；少数表现为 Endoglin 突变。这些患者通常和肝动静脉瘘密切相关。HHT 患者中 40% ~ 75% 被发现有肝动静脉瘘，大部分分流少，不引起明显症状。5% ~ 8% 肝动静脉瘘患者可出现明显的高心输出量心力衰竭症状，表现为劳力性呼吸困难、乏力、肝掌及外周水肿。高心输出量心力衰竭更常见于女性，但目前原因尚不清楚。肝动静脉瘘引起心力衰竭时，肝血流量增加所致的心输出量可达正常心输出量的 2 ~ 3 倍（5 ~ 10L/min）。这类左心心力衰竭患者并不一定有心室收缩功能障碍，其肺动脉楔压增高是由于肺静脉压力增高合并左室舒张功能减退所致。本例患者腹腔干明显增宽，血流速度增快，肝内明显粗大的动静脉瘘提示肝内动静脉分流量巨大，支持肝动静脉瘘引起的高心输出量所致肺动脉高压，且左心室收缩功能尚可（如图 11-1-1 中 M 型超声心动图所示），考虑心力衰竭为 EF 保留的舒张功能衰竭，也符合本病的病理生理改变。

※ 经验教训

本例患者主要为全心扩大、左右心房扩大明显的超声改变，临床上房颤等心律不齐患者常有类似改变。左心室壁增厚结合患者高血压病史，很容易误导超声医师忽略本例患者高心输出量所致心脏结构改变的事实，另外，患者合并房间隔缺损也容易作出先天性心脏病相关肺动脉高压的诊断。如果在检查剑突下时超声医师没有细心留意到肝脏的异常声像图，或者缺乏对肝遗传性出血性毛细血管扩张症的认识，将无法对本例患者的真正心脏结构改变和肺动脉高压的原因作出正确的诊断。

※ 病例启示

房间隔缺损大小与患者心脏结构及肺动脉压力改变不符合时，因考虑其他原因所致肺动脉高压合并房间隔缺损，而非房间隔缺损所致肺动脉高压，此时应该仔细除外超声能排除的肺动脉高压病变，并提示临床医师房间隔缺损与肺动脉高压不符，进一步寻找其他肺动脉高压病因，尤其是不要贸然尝试封堵或手术修补治疗这类患者的房间隔缺损。另外，心脏超声医师应该在从事专门的心脏超声诊断工作前进行全身各系统疾病的超声诊断基础知识规范化培训，这有助于对疾病全面分析，从而作出准确诊断。

（陈　剑）

第二节 巨大假性室壁瘤

※ 病史

患者男性，42岁，1年前就餐时感胸痛，肩背部放射，伴胸闷、恶心、呕吐，无心悸、黑矇、晕厥，症状持续数小时，休息后缓解不明显。至外院就诊，诊断为"冠状动脉粥样硬化性心脏病 急性心肌梗死"，给予相关治疗，症状好转后出院。近半个月胸闷及胸痛加重，活动后呼吸困难。

※ 体格检查

血压90/60mmHg，一般情况可，神志清楚，查体合作。口唇无发绀，气管居中，胸廓对称、无畸形，双肺呼吸运动正常，触诊语颤一致，双肺呼吸音清晰，未闻及明显干湿啰音。心前区无隆起，心率73次/分，律齐，心尖区可闻及收缩期杂音，周围血管征阴性。腹软，肝脾未触及，腰腹部未闻及血管杂音，双下肢无水肿。

※ 超声心动图

左心房、左心室内径增大；左室后壁、下壁室壁变薄；左室后壁、下壁、侧壁运动减弱。

- 左室胸骨旁长轴切面 M 型超声心动图：左室后壁运动减弱（图11-2-1）。
- 左室胸骨旁长轴切面、左室基底段短轴切面、心尖两心腔切面：左室后壁、下壁基底段室壁回声明显中断，约4.0cm，其外可探及范围约9.2cm×8.2cm的无回声区，经室壁中断处与左室相连（图11-2-2，图11-2-4，图11-2-6），可见与左心室交通血流信号（图11-2-3），无回声区内可探及最厚约1.9cm的实质性低回声附着（图11-2-7）。
- 左室短轴切面：心包腔内探及液性暗区包绕，最宽约1.5cm（图11-2-8）。
- 频谱多普勒超声及CDFI：可见二尖瓣少量反流血流信号（图11-2-5）。

综合以上超声心动图检查结果，患者左心房、左心室内径增大，左室后壁、下壁、侧壁室壁变薄，运动减弱，左室后壁、下壁基底段室壁回声明显中断，约4.0cm，其外可探及范围约9.2cm×8.2cm的无回声区，经室壁中断处与左室相连，可见交通血流信号，无回声区内可探及最厚约1.9cm的实质性低回声附着。

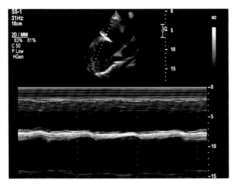

图 11-2-1 左室后壁运动减弱：胸骨旁长轴切面 M 型超声心动图示左室后壁运动减弱

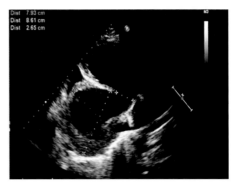

图 11-2-2 左室后壁基底段室壁回声明显中断，其外无回声区与左室相连：胸骨旁左室长轴切面示左室后壁基底段室壁回声明显中断，其外无回声区与左室相连

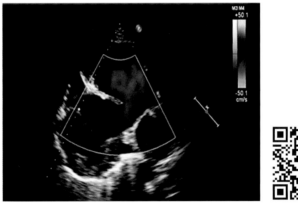

图 11-2-3 （动态）左室后壁外侧无回声区与左室交通：左室长轴切面彩色多普勒示左室后壁外侧无回声区与左室交通血流信号

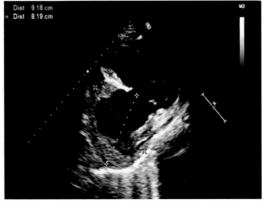

图 11-2-4 （动态）左室后下壁基底段室壁回声明显中断，其外无回声区与左室相连：左室短轴切面示左室后壁、下壁基底段室壁回声明显中断，其外无回声区与左室相连

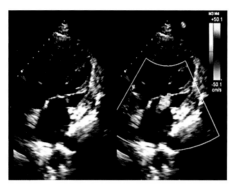

图 11-2-5　二尖瓣少量反流血流信号：心尖四心腔切面示二尖瓣轻度关闭不全

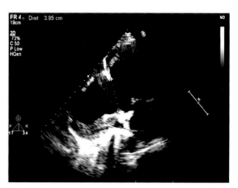

图 11-2-6　左室下壁基底段室壁回声明显中断，其外无回声区与左室相连：心尖两心腔切面示左室下壁基底段室壁回声明显中断，其外无回声区与左室相连

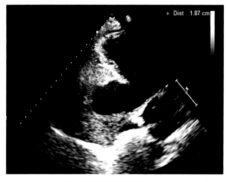

图 11-2-7　左室外侧无回声区内实质性中低回声附着：左室长轴切面示左室外侧无回声内实质性中低回声附着

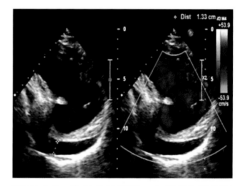

图 11-2-8　少量心包积液：心尖两心腔切面示少量心包积液，宽约 1.3cm

※ 超声提示

左室后壁、下壁基底段巨大假性室壁瘤形成，瘤体内血栓形成。

※ 双源 CT

左心室基底部后下壁室壁瘤，瘤体基底部宽约 5cm，高约 6.6cm，其左侧壁较薄。

※ 冠状动脉造影

LM：未见明显狭窄；LAD：中段狭窄 20%；LCX：中段狭窄 20%，第二钝缘支（OM2）：开口狭窄 50%；RCA：弥漫性病变，中段狭窄 80%。

※ 术中所见

左室后壁巨大假性室壁瘤约 8cm×8cm，其基底与膈肌机化粘连，游离困难，切开瘤体见后壁内大量陈旧性机化血栓形成，予清除，左室后壁破口约 5cm×3cm。在全身麻醉体外循环下行左室室壁瘤切除 + 左室成形 + 左室修补术。

※ 鉴别诊断

假性室壁瘤需和真性室壁瘤、左室憩室、包裹性心包积液相鉴别。

- ◆ 真性室壁瘤：真性室壁瘤与假性室壁瘤都是心肌梗死的并发症，除了二者在形态上的差别，主要鉴别点在于真性室壁瘤的内层为心内膜，而假性室壁瘤为心肌组织或心包，也就是心内膜是否完整。本例患者室壁明显中断，故可除外。
- ◆ 左室憩室：左室憩室是一种罕见的先天性心内畸形，由于心室壁局部肌肉发育欠缺，出现局部室壁向外膨出，通常是颈小底大，其超声表现酷似室壁瘤。主要鉴别点为室壁心肌连续，无变薄，室壁运动正常，无节段性运动减弱，且收缩功能正常。当然仔细追问病史也能对鉴别有很大帮助。
- ◆ 包裹性心包积液：同表现为心脏外的无回声或低回声区，但仔细多切面扫查比邻和连接关系，可有效避免误诊。

※ 最终诊断

左室后壁巨大假性室壁瘤形成，瘤体内血栓形成。

※ 分析讨论

室壁瘤是指患者大面积心肌梗死后梗死区域出现室壁扩张、变薄、心肌全层坏死，坏死的心肌逐渐被纤维瘢痕组织所替代，病变区薄层的心室壁向外膨出，心脏收缩时丧失活动能力或呈现反常运动。目前认为心室运动减低、消失或矛盾运动使左室射血分数减少的区域就可称为室壁瘤。过去室壁瘤的病理基础被认为是心梗后心肌坏死、纤维化、瘢痕形成并钙化，非病变区域的心肌代偿性的肥大并拉长，左心室最后扩张并球形变，最终导致室壁张力及心肌耗氧增加，存活心肌的负担逐渐加重直至失代偿。而现在的心肌带理论认为在合并室壁瘤时正常心肌变薄，心室腔扩大，局部扩张使左室壁横向及纵向的肌束扭曲造成正常的螺旋肌束方向发生改变，从而导致心功能减低。室壁瘤分为真性室壁瘤和假性室壁瘤，真性室壁瘤是心肌全层病变而形成的室壁瘤；假性室壁瘤是指左心室缓慢破裂后由周围心包组织包裹形成的瘤样结构。

本例患者临床症状典型，胸痛症状明显，主要为冠状动脉粥样硬化性心脏病的临床表现，冠状动脉造影也提示严重冠状动脉硬化并狭窄。超声心动图扫查示左心房、左心室内径增大；左室后壁、下壁室壁变薄；左室后壁、下壁、侧壁运动减弱。可判断患者发生过心肌梗死。左室胸骨旁长轴切面、左室短轴切面基底段、心尖两心腔切面：左室后壁基底段室壁回声明显中断，其外可探及较大范围的无回声区，经室壁中断处与左室相连，并可探及交通血流信号，至此考虑左室后壁较大假性室壁瘤形成，无回声区内可探及层状的实质性低回声附着，说明瘤体周围形成血栓包裹，综上可确诊为左室后壁巨大假性室壁瘤形成、瘤体内血栓形成。

※ 经验教训

第一，真性室壁瘤与假性室壁瘤都是心肌梗死的严重并发症，在处理原则和方法上也有一些相似之处，但假性室壁瘤要比真性室壁瘤更为危重，所以及早发现、及时治疗对患者尤为重要。超声心动图诊断心室游离壁穿孔敏感性很高，结合其形态学特点仔细扫查，不难做出正确判断。第二，心肌梗死是假性室壁瘤的主要病因，但不是唯一病因，有近1/3的假性室壁瘤的形成和心脏外科手术有关，比如二尖瓣置换手术，继发于心脏创伤或感染性心内膜炎也是形成假性室壁瘤的原因。第三，室壁瘤的治疗主要以外科手术为主，但近年来经皮左心室室壁瘤 Parachute 封堵术开展越来越多，该装置通过隔离左心尖功能失调的左室，降低收缩末期与舒张末期容积、室壁应力，从而改善左室功能及血流动力学。对照左心室外科减容术，左室隔离装置能够降低早期病死率，减少患者手术痛苦。但该类手术主要应用于前壁或广泛前壁心肌梗死后左室重构致真性室壁瘤形成。亦有报道对假性室壁瘤患者成功行封堵手术的病例进行分析，该类患者主要为外伤所致，心肌梗死所致假性室壁瘤因该病变区域心肌明显变薄，心肌条件差，无法支撑封堵器，故现在不主张行封堵手术。

※ 病例启示

常规 TTE 被证实对假性室壁瘤的诊断、手术选择、术中检测及术后疗效评估等有不可替代的作用。而对某些病情复杂患者，真性室壁瘤与假性室壁瘤在室壁中断位置、程度的鉴别上仍有困难。左心超声造影可不受患者体位及透声条件影响而准确判断心肌运动情况、心肌灌注情况，评价冠状动脉微循环，区分真性及假性室壁瘤，了解游离壁破裂位置及程度，对假性室壁瘤的确诊和排除起到至关重要的作用。

（苏　璇）

第三节 疑似右心房内隔膜一例

※ 病史

患者女性，64 岁，全身麻醉下行显微镜体外循环下冠状动脉旁路移植 + 右冠内膜剥脱 + 二尖瓣替换 + 改良 Morrow 术后，当日转入心脏外科重症监护室（ICU）。术后五日病程中，患者循环不稳定，氧合差、低氧血症，中心静脉压高，循环依赖大剂量血管活性药物泵入支持，呼吸机辅助时间延长，术后引流液多，颜色较深，血红蛋白水平进行性下降。持续加强呼吸支持、心功能支持、多脏器功能保护与支持、营养支持，并多次输血，仍病情危重。于术后第五日请床旁心脏超声检查。

※ 体格检查

血压 95 ~ 139/58 ~ 74mmHg，房颤心律，心室率 112 ~ 130 次 / 分，各瓣膜听诊区未闻及明显病理性杂音，人工瓣瓣膜音正常，中心静脉压为 13mmHg，动脉血气分析提示氧合差。

※ 超声心动图

由于受呼吸机辅助、切口敷料遮挡、放置引流管等因素影响，患者经胸透声条件差，仅从心尖区探及部分切面。

超声心动图：二尖瓣人工机械瓣启闭良好，三尖瓣、主动脉瓣瓣膜回声及活动未见明显异常，左心室收缩功能降低，心包积液，右心房内似探及隔膜样回声；CDFI：右心房内血流速度明显增快，呈五彩镶嵌的花色血流信号（图 11-3-1，图 11-3-2）。

增强超声：右心房前外侧无造影剂灌注区范围约 5cm×4cm，右心房明显受压，右心房内血流明显梗阻（图 11-3-3）。

※ 超声提示

右心房前外侧心包积血，部分形成血凝块可能。

※ 术中所见

全身麻醉下行开胸探测止血 + 血块清除术。吸出心包积液约 200ml，探测见右房侧及主动脉上方机化血栓，共清除血栓约 100g，探测见序贯桥近端吻合口针眼少量渗血，予止血后仔细探测未见明显活动性出血，但渗血较多，予仔细止血，留置原纵隔引流管返ICU继续治疗。术后恢复良好（图 11-3-4，图 11-3-5）。

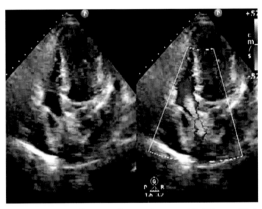

图 11-3-1 （动态）可疑右房内隔膜：心尖四心腔切面示可疑右房内隔膜，右房内血流梗阻

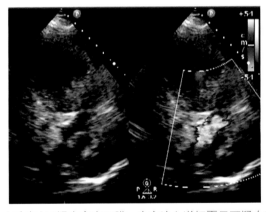

图 11-3-2 （动态）可疑右房内隔膜：右室流入道切面示可疑右房内隔膜，右房内血流梗阻

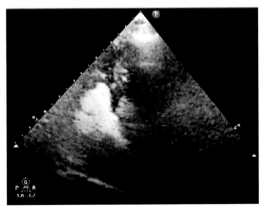

图 11-3-3 （动态）造影剂未灌注：心尖四心腔切面示造影剂未灌注区，右心房明显受压，血流梗阻

※ 术中超声

术中经心外膜超声探测：四心腔切面、右室流入道切面显示右房受压解除，血流通畅（图 11-3-6，图 11-3-7）。

※ 鉴别诊断

◆ 心脏手术术后心包积血并血栓形成需与心包肿瘤相鉴别。一般结合患者病史及术前检查较易鉴别。

◆ 该病例由于心包内血栓的超声表现较特殊，右房明显受压，易误诊为右房内隔膜。

※ 最终诊断

心包积血并血栓形成。

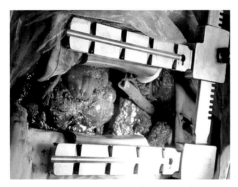

图 11-3-4 术中所见：右房侧及主动脉上方血栓

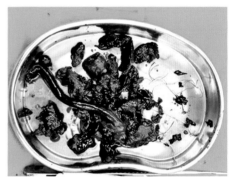

图 11-3-5 术中所见：清除的血栓

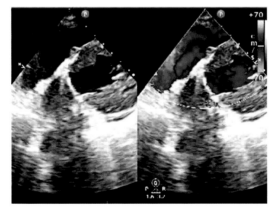

图 11-3-6 （动态）右房受压解除，血流通畅：血栓清除后，术中经心外膜超声探测，心尖四心腔切面示右房受压解除，血流通畅

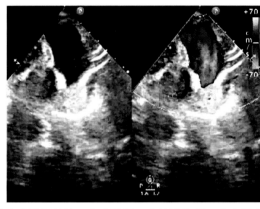

图 11-3-7 （动态）右房受压解除，血流通畅：血栓清除后，术中经心外膜超声探测，右室流入道切面示右房受压解除，血流通畅

※ 分析讨论

心脏外科手术后出现心包腔较多积血，主要原因有：关胸前止血不彻底、放置的引流管引流不畅、患者凝血功能障碍等。心包大量积血逐渐机化形成血栓，常常会对心腔造成压迫，导致循环不稳定，最多见于右心受压导致氧合差、低氧血症、中心静脉压高等危重病情。本例患者心包积血并部分血栓形成，超声表现为机化的陈旧血栓呈强回声，内部未凝血呈无回声，初印象易将强回声的血栓误认作右房壁，而将受压的右房壁误认作右房内隔膜。此时须参考患者的病史及术前检查综合分析。

由于受呼吸机辅助、切口敷料遮挡、放置引流管等因素干扰，患者经胸透声条件差，为提高超声显像质量，验证分析结果，行床旁超声造影检查，增强超声显示，右心房前外侧无造影剂灌注区范围约 5cm×4cm，提示右心房明显受压，右心房内血流梗阻。从而导致患者右心排出量减低、中心静脉压高、低氧血症、循环不稳定。

※ 经验总结

本例患者积血与血栓同时存在于心包腔且范围较大，压迫右心房，超声表现较特殊，易造成误诊，主要为右房受压血流梗阻的超声表现，超声心动图诊断时应注意寻找导致右房受压的可能原因并予以鉴别，应与心包肿瘤、右房内隔膜等相鉴别。

在重症监护病房，床旁 TTE 受机械通气、肺疾患、手术切口、心包腔及胸腔引流导管和伤口敷料等多种因素干扰，经胸超声显像质量较差。可以通过运用超声造影增强，提高心腔显示质量，提高超声医生的诊断准确率和诊断信心。

（李建华）

第四节　左室占位清除术中出现右冠窦占位一例

※ 病史

患者男性，31岁。反复胸闷气促3年，加重半年，无胸痛及双下肢水肿。于当地行超声心动图检查示左室收缩功能降低、左室占位。临床拟诊左室占位。

※ 体格检查

血压100/60mmHg，心率84次/分，律齐，心前区未闻及杂音，腹软，无压痛，肝脾未触及肿大，双下肢无水肿，周围血管征阴性。

※ 术前超声心动图

超声心动图及左心超声造影检查所见：左室壁运动减弱，以心尖部为著，左室心尖部探及有大小约2.6cm×1.8cm的稍强回声结构附着，活动度较大，部分与心尖部粘连，其内未见明显造影剂灌注。提示：左室壁运动减弱，左室心尖部明显；左室心尖部附壁血栓形成，活动度较大；左心室收缩、舒张功能降低；左心室射血分数（left ventricular ejection fraction，LVEF）约30%（图11-4-1）。

※ 其他辅助检查

◆ 下肢血管超声：右下肢腘动脉完全栓塞，栓子来源考虑左室血栓脱落可能。

◆ 冠状动脉造影：左、右冠状动脉未见明显狭窄。

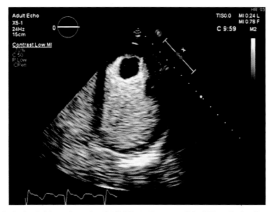

图11-4-1　（动态）左室血栓：左心超声造影心尖四心腔切面示左室壁运动减弱，左室心尖部附壁血栓形成

※ 手术经过 – 第一次停机后

全身麻醉体外循环下行左室占位清除术。术中见左室心尖部占位，似血栓，约2.5cm×2.0cm，予仔细清除，冲洗心腔，关闭房间隔，关闭右房。排气开放主动脉，心脏自动复跳，心电图示窦性心律，第一次停机后患者循环维持困难，需大剂量升压药，遂行术中 TEE 检查。

※ 术中经食管超声心动图

◆ 食管中段四心腔切面：右心室内径明显增大，右室壁运动减弱，室间隔基底段呈反常运动（图 11-4-2）。

◆ 食管中段主动脉瓣长轴切面：见主动脉右冠窦内一异常混合回声团，大小约1.9cm×1.5cm，位置固定，其内未见确切血流信号（图 11-4-3）。

◆ 食管中段主动脉瓣短轴切面：亦见主动脉右冠窦内一异常混合回声团，位置固定，其内未见确切血流信号（图 11-4-4）。

※ 超声提示

主动脉右冠窦内异常混合回声团，占位（血栓？）阻塞右冠状动脉开口。

※ 手术经过-再次转流

再次转流、降温、阻断主动脉，切开升主动脉，见右冠窦似血栓样组织填充，约2cm×2cm，予仔细清除，仔细探测左、右冠状动脉开口，未见异常，关主动脉切口，再次排气开放升主动脉，顺利停机，返 ICU 治疗（图 11-4-5）。

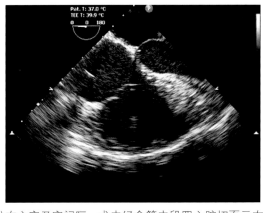

图 11-4-2 （动态）右心室及室间隔：术中经食管中段四心腔切面示右心室内径明显增大，右室壁运动减弱，室间隔基底段呈反常运动

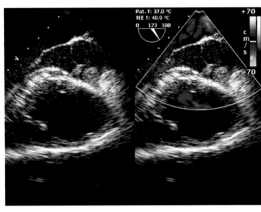

图 11-4-3 （动态）右冠窦占位：术中经食管中段主动脉瓣长轴切面示主动脉右冠窦内异常混合回声团，其内未见确切血流信号

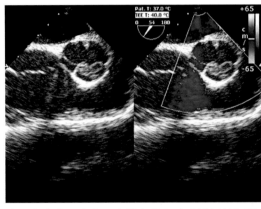

图 11-4-4 （动态）右冠窦占位：术中经食管中段主动脉瓣短轴切面示主动脉右冠窦内异常混合回声团，其内未见确切血流信号

※ 术后即刻经食管超声心动图

◆ 食管中段四心腔切面：右心室内径缩小，右室壁运动、室间隔基底段运动较前改善（图 11-4-6 ）。

◆ 食管中段主动脉瓣长轴及短轴切面：主动脉右冠窦异常混合回声团清除，右冠窦及 RCA 开口血流通畅（图 11-4-7，图 11-4-8）。

※ 病理检查

◆ 左室占位送检组织：（左室）混合性血栓。

◆ 右冠窦内占位送检组织：（右冠窦）血栓。

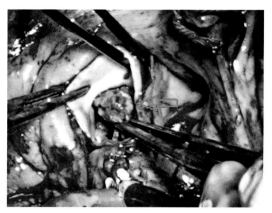

图 11-4-5　术中所见：右冠窦血栓（绿箭头）

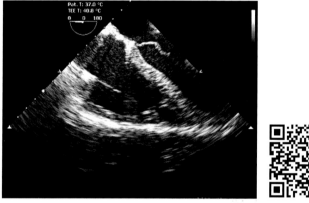

图 11-4-6　（动态）右心室及室间隔运动较前改善：术中经食管中段四心腔切面示右心室内径缩小，右室壁运动、室间隔基底段运动较前改善

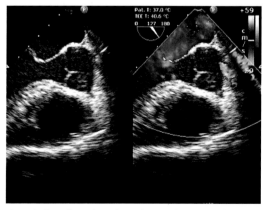

图 11-4-7　（动态）右冠窦内异常混合回声团清除：术中经食管中段主动脉瓣长轴切面示主动脉右冠窦内异常混合回声团清除

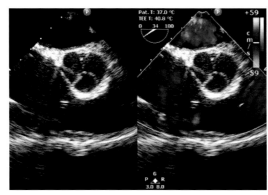

图 11-4-8 （动态）右冠窦内异常混合回声团清除：术中经食管中段主动脉瓣短轴切面示主动脉右冠窦内异常混合回声团清除

※ 鉴别诊断

此病例须与冠状动脉狭窄相鉴别，后者一般结合患者病史及术前检查较易鉴别。还须与术中冠状动脉气体栓塞相鉴别，后者一般通过提高体外循环灌注压处理后冠状动脉供血会改善。

※ 最终诊断

左室血栓，右冠窦血栓。

※ 分析讨论

心脏外科手术中，体外循环停机后，如果排气不充分，由于 RCA 开口位置最高，最常出现右冠状动脉气体栓塞，表现为心电图 ST 段抬高，右室壁及左室下壁运动减弱，但通过提高体外循环灌注压处理后，病情可迅速改善。此病例第一次停机后患者循环维持困难，需大剂量升压药，心电图 ST 段持续抬高，提高体外循环灌注压后未见改善，由于患者术前冠状动脉造影提示左、右冠状动脉未见明显狭窄，考虑到已行左室血栓清除手术，推测冠状动脉被脱落血栓堵塞可能，此时，行术中 TEE 检查，确诊血栓阻塞右冠状动脉开口，从而准确指导再次转流和定位取栓，术后再次观察，血栓清除，确保了手术的安全性和有效性。

※ 经验总结

术中 TEE 可以通过实时观察心内结构和心室功能，为术中诊疗决策提供依据，提高手术的安全性和有效性。

（李建华）

参 考 文 献

[1] LOUKAS M，GERMAIN A S，Gabriel A，et al. Coronary artery fistula：a review [J]. Cardiovasc Pathol，2015，24（3）：141-148.

[2] ANDÒ G，ASCENTI G，SAPORITO F，et al. Multislice computed tomography demonstration of a coronary-to-pulmonary artery fistula [J]. Journal of Cardiovascular Medicine，2011，12（3）：212-214.

[3] JÜRGENSEN J S，SCHLEGL M，HUG J. Severe aneurysmal coronary artery disease [J]. Heart，2001，86（4）：404.

[4] MARKIS J E，JOFFE C D，COHN P F，et al. Clinical significance of coronary arterial ectasia[J]. Am J Cardiol，1976，37（2）：217-222.

[5] 崔晓通，周京敏，潘翠珍. 无顶冠状静脉窦综合征的影像学诊断进展[J/OL]. 中华临床医师杂志（电子版），2011，5（17）：5069-5073.

[6] OOTAKI Y，YAMAGUCHI M，YOSHIMURA N，et al. Unroofed coronary sinus syndrome：diagnosis，classification，and surgical treatment[J]. J Thorac Cardiovasc Surg，2003，126（5）：1655-1656.

[7] 杨旭，韩建成，孙琳，等. 无顶冠状静脉窦综合征的超声心动图特征[J]. 中国超声医学杂志，2017，33（7）：31-34.

[8] 冯天鹰，何怡华，李治安，等. 应用右心超声造影诊断无顶冠状静脉窦综合征[J]. 生物医学工程与临床，2013，17（4）：335-339.

[9] 仁书堂，黄云洲，李冬蓓，等. 无顶冠状静脉窦综合征的超声血流动力学特征及规律性研究[J]. 中国临床医学影像杂志，2009，20（5）：313-315.

[10] 何怡华，马宁，李治安. 右心室超声造影诊断冠状静脉窦间隔缺损1例[J]. 中华超声影像学杂志，2005，14（4）：317-318.

[11] XIE，M X，YANG Y L，CHENG T O，et al. Coronary sinus septal defect（unroofed coronary sinus）：echocardiographic diagnosis and surgical treatment [J]. Int J Cardiol，2013，168（2）：1258-1263.

[12] 何亚峰，马小静，吴洋，等. 超声诊断先天性心脏病并发下腔静脉肝段缺如[J/OL]. 中

华临床医师杂志（电子版），2017，11（5）：871-873.

[13] 许力舒，姜述斌，吴忠东，等. 介入封堵治疗房间隔缺损伴下腔静脉缺如一例[J]. 中华心血管病杂志，2005，33（3）：284-285.

[14] 陈辉，谢黎. 因下腔静脉缺如而改变房间隔缺损治疗途径的介入手术配合[J]. 新疆医学，2007，37（2）：139-140.

[15] RAMACHANDRAN R，RADHAN P，SANTOSHAM R，et al. A rare case ofprimary malignant pericardial mesothelioma [J]. J Clin Imaging Sci，2014，4（14）：47.

[16] 宋一璇，胡瑞德，姚青松. 268例心脏、心包肿瘤的病理分析[J]. 中山大学学报（医学科学版），2003，24（3）：197-201.

[17] 孔令云，王晶锐，朱维维等. 中国大陆122例原发性恶性心包间皮瘤临床与超声心动图特征分析[J]. 中华超声影像学杂志，2017，26（3）：234-237.

[18] 游宇光，张玉奇，葛贻珑，等. 左房异构的彩色多普勒超声表现[J]. 赣南医学院学报，2008，28（1）：54-55.

[19] 游宇光，葛贻珑，任苓，等. 心房异构体静脉连接异常的超声心动图诊断[J]. 重庆医学，2010，39（14）：1893-1894.

[20] 谢明星，李玉曼，吕清，等. 复杂先心病心房异构的超声心动图评价 [A]. 第十届全国超声心动图学术会议论文[C]. 中国超声医学工程学会，2010：151-152.

[21] 邢海华，黄美蓉，聂云章，等. 心房异构心电图特征的分析[J]. 临床心电学杂志，2008，17（1）：37-39.

[22] TREMBLAY C，LOOMBA R S，FROMMELT P C，et al. Segregating bodily isomerism or heterotaxy：potential echocardiographic correlations of morphological findings [J]. Cardiol Young，2017，27（8）：1470-1480.

[23] 韩翠锋，吴瑛. 内脏异位综合征超声诊断研究进展[J/OL]. 中华医学超声杂志（电子版），2013，10（10）：11-12.

[24] MISHRA S. Cardiac and Non-Cardiac Abnormalities in Heterotaxy Syndrome[J]. Indian Pediatr，2015，82（12）：1135-1146.

[25] 马小静，罗艳红，林云，等. 多脾症和无脾症复合心脏畸形的超声心动图结果分析[J]. 华中医学杂志，2007，31（2）：122-123.

[26] 王睿婕. 上腹部横切面在产前超声诊断心房异构综合征中的价值[J]. 中国当代医药，

2016，23（30）：121−124.

[27] LOOMBA R S，PELECH A N，SHAH P H，et al. Determining bronchial morphology for the purposes of segregating so−called heterotaxy[J]. Cardiol Young，2016，26（4）：725−737.

[28] LOOMBA R S，WILLES R J，KOVACH J R，et al. Chronic Arrhythmias in the Setting of Heterotaxy：Differences between Right and Left Isomerism[J]. Congenit Heart Dis，2016，11（1）：7−18.

[29] 高伟，顾红，胡大一，等. 2015年先天性心脏病相关性肺动脉高压诊治中国专家共识[J]. 中国介入心脏病学杂志，2015，23（2）：61−69.

[30] 朱锋，董琳，熊长明. 读2009 欧洲心脏病学会肺动脉高压诊断和治疗指南解析肺动脉高压新分类[J]. 中国循环杂志，2010，25（1）：74−75.

[31] 徐楠，吴伟春，牛丽莉，等. 肺动脉高压患者心室重构的超声心动图指标与肺阻力的相关性研究[J]. 中国循环杂志2017，32（2）：161−164.

[32] SABBÀ C. A rare and misdiagnosed bleeding disorder：hereditary hemorrhagic telangiectasia [J]. Thromb Haemost，2005，3（10）：2201−2210.

[33] COTTIN V，PLAUCHU H，BAYLE J Y，et al. Pulmonary arteriovenous malformations in patients with hereditary hemorrhagic telangiectasia [J]. Am J Respir Cri Care Med，2004，169（9）：994−1000.

[34] 王岚，刘锦铭. 遗传性出血性毛细血管扩张症与肺动脉高压[J]. 中国实用内科杂志，2017，37（5）：391−394.